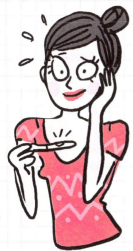

¡Felicitaciones! ¡Está embarazada! Ha contado los días, se ha inquietado durante horas y horas, esperado y esperado, pero ellas (las reglas) no han llegado… ¡Y ha terminado por hacer ese test de embarazo que cambiará su vida! Eso es, un pequeño «algo» milagroso apareció después de un pipí bien dirigido y ¡ahora os habéis convertido en una futura mamá y un futuro papá! ¡Bravo, sois verdaderamente afortunados!

Así que ya es oficial: ¡el viaje ha comenzado! Solo quedan 9 meses para prever el desembarco de ese pequeño grumete. Para conseguirlo, fíjese un solo y único objetivo: cuidarse hasta el final. A partir de ahí, aun si se trata de un programa muy cargado, ¡todo irá sobre ruedas!

El programa: hará escala cuando haga falta en el ginecólogo o la matrona, vigilará para anticipar el desembarco preparando su proyecto de nacimiento y participando en la preparación al parto… Aprenderá también a domar las tempestades emocionales y el mareo marítimo (la madre) y a reforzar los lazos con su tripulación (el futuro bebé y su pareja) cada trimestre de su embarazo. En pocas semanas, un nuevo horizonte (maravilloso, evidentemente) se abrirá ante sus ojos: ¡la maternidad!

Es cierto que a veces el embarazo le parecerá un poco frustrante —sobre todo a la hora del aperitivo—, a menudo se sentirá algo cansada y quizás un poco forzada (no le gustan los tactos vaginales, los análisis de orina y los pies que se hinchan)… Pero el embarazo la sumergirá además en una ola de felicidad que ni siquiera imagina ahora. ¡Suelte las amarras!

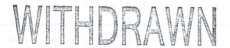

INTRODUCCIÓN

Test: ¿Cuál es su embarazo ideal?

Zen, ultrainformada o completamente a la moda: ¿cómo se desarrollará el embarazo de sus sueños? Responda a las preguntas de este test para descubrirlo.

Antes de quedarse embarazada, se sentía más bien…
- ▲ Zen: ha dejado actuar a la naturaleza.
- ■ Siempre atenta: ha descargado todas las aplicaciones sobre ovulación, ha visitado todos los foros de concepción.
- ● Hedonista: ha intentado todas las posiciones del KamaSutra para quedarse embarazada.

Cuando el test de embarazo mostró el positivo, ¿cómo reaccionó?
- ● No dijo nada, hasta encontrar LA manera perfecta de anunciarlo a su pareja.
- ▲ Se echó a los brazos del futuro papá para anunciarle la noticia.
- ■ Hizo un segundo test para verificar…

A largo plazo, se ve mamá…
- ■ De un hijo: lo ideal para encontrar el equilibrio
- ● De dos hijos: con dos padres, la ecuación perfecta.
- ▲ De una tribu: ¡cuanto más locos somos más reímos!

Usted ama a un hombre más bien…
- ■ Geek: una consola en una mano y una tableta en la otra.
- ● Hípster: barba y gafas cuadradas años '20 incluidas.
- ▲ Sano: al natural con una pizca de deporte y buen humor.

Cuando le expuso la idea de tener un bebé, él respondió…
- ■ Si, pero ¿cuándo?
- ● Es cierto que nuestros amigos ya son padres…
- ▲ ¿Estás embarazada, verdad?

El mejor postre para usted, es…
- ■ Un babá al ron o un hojaldre con crema.
- ● El pastel de chocolate en taza.
- ▲ El delicioso pastel de mi abuela.

Cuando conoció al futuro papá usted pensó…
- ■ ¡Tiene buenos genes!
- ▲ Veremos qué pasa.
- ● Si todo va bien, nuestro hijo será tan guapo como Ryan Gosling (inteligente, también).

Cuando viaja, usted lee…
- ● La crónica de los libros para conocer las últimas tendencias literarias.
- ▲ Una revista para padres, ¡para relajarse e… informarse!
- ■ Los mails que no ha tenido tiempo de leer en el trabajo.

Si le dicen: «¿Ahora que estás embarazada aún haces deporte?»
- ■ ¡Pues sí! Fui al gimnasio esta mañana y voy tres veces por semana.
- ▲ No mucho… mañana quizás.
- ● Me adapto: probé la bicicleta en el agua y la gimnasia sueca… Parece que es lo mejor para las mujeres embarazadas.

Desde que está embarazada, ve a sus padres como…

- ■ Un caso de estudio psico-pedago-sociológico (continuará o no…)
- ● Futuros canguros.
- ▲ La excusa ideal para pasar el domingo en el campo.

¡Haga cuentas!

■	●	▲

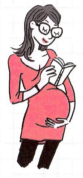

Una mayoría de ■ ¡Su embarazo ideal será estudioso!

Gran trabajadora, ¡siempre quiere aprender! Aunque tendrá que tomarse el trabajo con calma, podrá colmar su curiosidad convirtiéndose en una experta en embarazos.

➡ Aproveche estas 40 semanas para devorar todos los libros sobre la maternidad que encuentre y asalte a su matrona o a su ginecólogo con mil preguntas. Usted ya lo sabe: el embarazo es seguir creciendo al mismo tiempo que el bebé.

Una mayoría de ● ¡Su embarazo ideal será hype! (a la moda)

Usted adora estar a la última. Podrá disfrutar… sobre todo si es el primer hijo. Podrá saborear 40 semanas de descubrimientos, desde las nuevas sensaciones a un equilibrio de vida radicalmente diferente.

➡ Se dará cuenta enseguida de que el embarazo tiene sus propias modas reservadas al club de unas pocas privilegiadas. Baby shower (fiesta del bebé), preparaciones al nacimiento, la moda de la mujer embarazada… ahora tiene que ponerse al día de las celebraciones del embarazo.

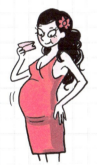

Una mayoría de ▲ ¡Su embarazo ideal será cool!

Ciertamente, usted se prepara para vivir una pequeña revolución con la llegada al mundo de este bebé. Sin embargo, no se angustia; su embarazo será como usted, ¡relajado y lleno de buen humor!

➡ Usted sobrellevará los problemas del embarazo con mucho buen humor. Respetará las prohibiciones —por frustrantes que sean— y las modificará a su favor. En fin, su embarazo será tranquilo y feliz… ¡Solo le queda aprovecharlo!

Capítulo 1

1ᵉʳ trimestre

¡Confirmado, estoy embarazada!

Antes de acoger a su «mini-yo», ¡tendrá que esperar nueve largos meses, con un primer trimestre sorprendente!

Por una parte, esas primeras semanas se anuncian apasionantes. Va a sentir emociones y sensaciones totalmente nuevas (sobre todo si se trata de su primer hijo) y conocer a su bebé en la primera ecografía. ¡Pronto dejará de contar los litros de lágrimas de felicidad!

Por otra, tendrá que aprender a gestionar el ascensor emocional al que subirá, una y otra vez, y los pequeños problemas de ese comienzo de embarazo (algunas náuseas y cansancio). Esto sin contar la nueva obligación que deberá imponerse entre las primeras visitas médicas regulares y su nueva higiene de vida. Así, estos primeros meses se anuncian muy cargados.

¿Necesita consejos para organizarse sin estresarse? Haga un análisis de todo lo que se trama dentro de su cuerpo, descubra algunos trucos para revisar su alimentación, rellene sus check-list médicos y no se olvide de descansar. ¡Ya lo verá, todo irá sobre ruedas!

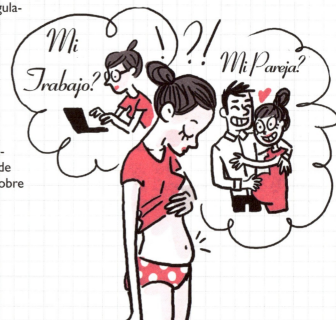

¿Qué sucede dentro de mi cuerpo?

El primer trimestre es el de todas las paradojas. Aparentemente, usted sigue siendo la misma, pero dentro de usted se operan todas las transformaciones más importantes del embarazo. Se siente feliz, pero muy aprensiva… ¡Calma, es el comienzo de una pequeña revolución que atravesará sin escollos!

Bebé, ¿cómo eres?

Durante estos primeros tres meses de embarazo, su futuro bebé pasa de ser un aglomerado de células a un feto que ya se mueve. Y eso, en solo algunas semanas… ¡Increíble!

1er mes: células y un corazoncito

Después de la implantación, el futuro bebé posee apenas una decena de células y solo mide 0,1 mm. Luego, crece a gran velocidad y mide, la segunda semana de embarazo (4 semanas de amenorrea o «SA»), 0,2 mm. con sus 150 células. Es entonces cuando se forma su cabeza, su extremidad caudal —el futuro sacro— y un esbozo de los primeros órganos. ¡Su corazón comienza a latir! Al final del primer mes, el embrión ya mide 5 mm.

2do mes: ¡un embrión que crece y crece!

Desde la 5ª semana de embarazo (7 SA), aparecen sus ojos, sus orejas y su cerebro. Después se forman, alrededor del cordón umbilical, los órganos del vientre y más tarde, progresivamente, sus huesos y sus músculos. A las 7 semanas (9 SA) ya están allí su aparato digestivo, y su pequeño corazón posee 4 cavidades. Al final del segundo mes, llega el momento del sistema nervioso y la médula espinal. En cuatro semanas, el embrión ha duplicado su tamaño y alcanza los 30 mm.

3er mes: ¡un feto que ya se mueve!

Al principio del tercer mes, el periodo llamado «embrionario» ha terminado. ¡Su futuro hijo es ahora un feto que sigue creciendo como un hongo! De 4,5 cm y 10 g a las 9 semanas (11 SA), pasa a 12 cm y 65 g a las 13 semanas (15 SA). Desarrolla entonces sus órganos genitales, los huesos de la pelvis y de sus costillas. Una gran novedad: ¡incluso si usted aún no lo siente, el bebé se mueve!

¡CONFIRMADO, ESTOY EMBARAZADA!

El riesgo de aborto espontáneo

El aborto espontáneo representa la mayor aprensión de las futuras madres. ¿Cómo explicarlo y sobre todo cómo evitarlo? Explicación de un ginecólogo-obstetra.

> **Aborto espontáneo: lo que hay que saber**
> **La opinión del especialista, Dr. Gilles Dauptain, ginecólogo-obstetra**
> Existen varios tipos de abortos espontáneos: el aborto de origen mecánico que se produce en algunas mujeres con riesgo (porque tienen una malformación del útero o una dilatación del cuello) y todos los otros tipos de abortos espontáneos. En el primer caso, las futuras mamás deben sufrir un seguimiento intenso. En el segundo el embarazo se interrumpe, porque el huevo no es compatible con una supervivencia a largo plazo, a causa de una anomalía cromosómica, por ejemplo. En ese caso, el aborto se produce espontáneamente porque el bebé no puede desarrollarse con normalidad.

Por suerte, existen varios gestos que pueden prevenir el aborto, como lo recuerda nuestro especialista…

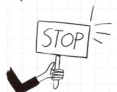

Desde el principio del embarazo, usted evitará cuidadosamente:
- el trabajo cansador
- los largos trayectos en coche
- los deportes peligrosos (moto, paracaidismo, equitación).

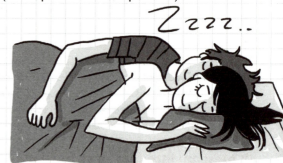

Piense en descansar lo suficiente: Acuéstese más temprano, duerma como mínimo ocho horas… ¡y todo irá bien! Después de los primeros 3 meses, la placenta reemplaza a las hormonas ováricas para ayudar al feto a crecer. Y entonces, se acabó (o casi) el riesgo de un aborto espontáneo!

> **Conozca las abreviaturas de la jerga del embarazo**
> Abreviaciones que escuchará:
> – **FPP**: Fecha prevista de parto.
> – **SA**: Semanas de amenorrea, es decir el número de semanas que han pasado desde el comienzo de las últimas reglas.
> – **SG**: Semana de gestación, es decir SA -14 días.
> – **hCG o ßhCG**: Hormona gonadotropina coriónica, segregada por el ovario y luego por la placenta. Es lo que «oficializa» el embarazo.
> – **AU**: Altura uterina, medida del pubis al fondo del útero que permite estimar el tamaño del bebé.

¡Cuido nuestra salud!

¡Nueva alimentación, nueva higiene de vida! El primer trimestre del embarazo marca la llegada de grandes cambios, indispensables para preservar su salud y la del bebé. ¿No le resultan fáciles de adoptar? ¡Descubra algunas pistas para ayudarse!

Reexamine la lista de la compra

A causa de los riesgos de **toxoplasmosis**, de **listeriosis** y de **intoxicación**, algunos alimentos quedan (desdichadamente) desaconsejados a las mujeres encintas.

> **Toxoplasmosis y listeriosis: ¿de qué se trata exactamente?**
> **La toxoplasmosis** es una enfermedad parasitaria que se contrae por la ingestión de carne insuficientemente cocida, el contacto con los excrementos de gato o la absorción de frutas y verduras no lavadas que hubieran sido contaminadas. Si normalmente la «toxoplasmosis» es benigna, puede transmitirse a la futura madre o al bebé y tener graves consecuencias. Por suerte, la mayoría de las mujeres encintas están inmunizadas.
> **La listeriosis** es una enfermedad bacteriana que se contrae por vía alimentaria y puede, también, ser peligrosa para el feto. Los principales alimentos contaminados por la listeria son: las carnes, las carnes en gelatina, los huevos, la charcutería y los quesos de pasta blanda. Atención: la bacteria resiste al frío (4 °C). Su misión: ¡mantener su nevera bien limpia!

Lista de alimentos que debe evitar o saborear con moderación
(¡tiene que pegar esta lista bien visible en su nevera!)

Prohibidos
– El alcohol en cualquiera de sus formas

No debe consumir… ¡por seguridad!
– Embutidos
– Fuagrás
– Carnes ahumadas o crudas (carpaccio, jamón)
– Productos en gelatina
– Surimi
– Sushis
– Leche cruda no pasteurizada
– Quesos de leche cruda o de pasta blanda (camembert, brie)
– Semillas germinadas
– Alimentos a base de soja
– Huevos crudos o poco cocidos (fritos o pasados por agua).

Debe limitar
– El café
– El té
– Las bebidas que contienen cafeína
– Los productos «light» a base de edulcorantes

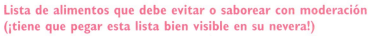
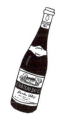

Alimentación: ¡socorro, no podré resistirlo!

Desde que está embarazada, respeta cuidadosamente todos los consejos nutricionales y evita con minuciosidad todas las prohibiciones. Pero la tentación nunca está lejos. Aquí hay algunos consejos para resistir a sus deseos contraindicados…

¡Quiero sushis!

Prohibido: los pescados crudos pueden contener algunas bacterias potencialmente peligrosas para el futuro bebé, como la salmonelosis.

Los reemplazo por sushis vegetarianos. Los makis de pepino o rábano, los sushis de tortilla deberían hacerle olvidar los deseados sashimis. Cuidado: en algunos países, las autoridades sanitarias autorizan a las futuras mamás el consumo de pescado crudo, a condición de congelarlo previamente. Es el caso de Inglaterra. En Francia los expertos de los programas de salud[1] recomiendan abstenerse. ¡Más vale la seguridad!

¡Me muero por una mousse de chocolate!

Prohibido: si la prepara en casa, la mousse de chocolate contiene huevo crudo que también puede estar contaminado por salmonelas. Evite también los huevos semicocidos, la mayonesa preparada en casa.

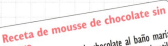

Receta de mousse de chocolate sin huevo
Ponga a fundir 100 g de chocolate al baño maría. Monte 110 cl de nata batida como una chantilly. Mezcle las dos preparaciones y ¡deguste bien fría!

La reemplazo por una mousse de chocolate… ¡sin huevo!

¡Me comería un buen tartar!

Prohibido: la carne cruda puede vehicular la toxoplasmosis y la listeriosis.

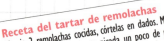

Receta del tartar de remolachas
Limpie 2 remolachas cocidas, córtelas en dados. Mezcle con una cebollita finamente picada, un poco de perejil, una cucharadita de vinagre de Jerez y 2 cucharaditas de aceite de girasol. Deshaga 150 g de queso feta y añada a la preparación. ¡Salpimente y saboree!

La reemplazo por carne BIEN COCIDA y marinada en aceite de oliva y especias (para que quede tierna). La alternativa sin carne, un tartar de remolacha cocida!

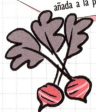

---

1. Programme National Nutrition Santé (PNNS): http://www.mangerbouger.fr/pnns.

¡Sueño con un queso blando!

 Prohibido: el queso de pasta blanda o leche cruda presenta también riesgos de transmisión de la listeriosis.

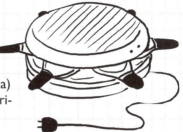

➡ **Lo reemplazo** por una (pequeña) fondue por ejemplo. Los quesos de pasta dura están autorizados siempre que se retire perfectamente la cáscara.

¡Quiero un buen paté!

 Prohibido: el paté, como todos los embutidos, presenta un riesgo acrecentado de contaminación por listeriosis (¡otra vez!).

➡ **Lo reemplazo** por jamón cocido, por ejemplo.

> **Receta de paté de jamón cocido**
> Ponga en la batidora 4 rebanadas de jamón cocido o jamón de pavo. Añada 2 cucharaditas de queso blanco. Corte 2 o 3 pepinillos, algunas alcaparras y un poco de cebollino e incorpore a la mezcla. ¡A saborear con tostadas de pan!

¿Y los mariscos...?
La opinión del especialista, Dr. Gilles Dauptain, ginecólogo
Los mariscos no están prohibidos durante el embarazo. No presentan riesgos para el feto. Solamente si no son frescos hay que temer por la futura mamá… ¡como para todo el mundo! Mi consejo: coma con cuidado y verifique siempre que los mariscos no provienen de una zona contaminada (por la salmonela).

Reemplace... pero con moderación

Aunque usted esté embarazada, ¡no debe comer por dos! En realidad, los aportes energéticos suplementarios para una futura mamá son altos. A las 2.000 calorías cotidianas recomendadas para una mujer activa se añaden:

- 70 kcal por día durante el primer trimestre, es decir dos bizcotes y un yogur.
- 260 kcal por día durante el segundo trimestre, es decir tres rebanadas de pan completo.
- 500 kcal por día durante el tercer trimestre, es decir un trozo de queso duro, dos porciones de queso blanco y un buen trozo de pan.

Como habrá comprendido, más vale comer razonablemente.

¿Tengo que olvidar mis pequeñas costumbres?

Antes de la llegada del bebé, va a tener que cambiar algunas costumbres de su higiene de vida. Pero ¿cómo saber cuáles son las que hay que cambiar y cuáles no? Los consejos de Sophie Guillaume, matrona, en función de sus pequeños ritos cotidianos.

Entonces, ¿tengo que dejarlo, frenar o continuar?

A veces me confunden con Serge Gainsburg (o una chimenea)

¿El cigarrillo? ¡Yo lo dejo!

La opinión del especialista: «El tabaco siempre es una mala costumbre, así que hay que aprovechar el embarazo para dejarlo. Sobre todo porque el cigarrillo tiene un impacto en el feto y le impide obtener la cantidad necesaria de oxígeno vía la sangre materna. Aproveche entonces desde las primeras semanas para hacerse recetar sustitutos de nicotina o comenzar algún otro tipo de deshabituación del tabaco».

¡Soy una apasionada del fitness!

¿El fitness o las carreras? Sigo (pero luego, freno)

La opinión del especialista: «En el primer trimestre, ningún deporte está prohibido (aparte de los deportes peligrosos como la equitación). Pero hay que frenar hacia el 4° mes de embarazo, sobre todo las prácticas que provocan un gran esfuerzo cardiaco (squash), temblores o vibraciones (footing) o incluso caídas (esquí). Para conservar una actividad física, elija la marcha a pie o los deportes en el agua».

Podría encontrarme con George Clooney en la máquina de café expresso...

¿El café? ¡Freno!

La opinión del especialista: «La cafeína, como la teína, son excitantes que pueden contribuir a la acidez de estómago y a la pérdida de sueño. Más vale limitarse a dos o tres tazas por día».

Me encaaaaantan los gatitos...
¿Acariciar a mi gato? ¡Puedo continuar!
La opinión del especialista: «La serología de la toxoplasmosis realizada al principio del embarazo permite comprobar si se impone cierta vigilancia con su gato. Si usted está inmunizada, no hay problema. Si usted es «toxonegativa», basta con mantenerse lejos de la arena, porque la toxo se contrae a través de los excrementos y las orinas de los gatos, ¡no por las caricias!»

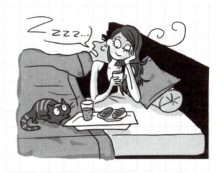

A menudo juego a Mary Poppins para mis amigas...
¿Cuidar niños? ¡Puedo continuar!
La opinión del especialista: «El riesgo de contaminación por CMV (citomegalovirus), un virus de la familia del herpes, está muy extendido entre los niños y se contrae en contacto con la orina y concierne especialmente a las mujeres que trabajan en guarderías o escuelas primarias. Para evitarlo, lávese las manos con frecuencia y lleve encima siempre un frasco de solución hidroalcohólica antiséptica».

Tengo fobia de los pelos...
¿La depilación con cera caliente? ¡Me freno!
La opinión del especialista: «Durante el embarazo aumentan la fragilidad venosa y los problemas de circulación, únicamente si usted está predispuesta. Algunas mujeres no tienen en absoluto estos problemas. Por eso no hay una contraindicación a depilarse con cera, una o dos veces por mes. Por el contrario, si usted tiene piernas pesadas, opte por "la cera fría". Cuidado: ¡nada de depilaciones definitivas durante el embarazo!»

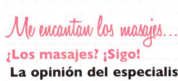

Me encantan los masajes...
¿Los masajes? ¡Sigo!
La opinión del especialista: «No hay a priori contraindicación si a usted le gustan los masajes. Pero evite la sauna y los baños turcos que, modificando el ritmo cardiaco y el volumen sanguíneo, pueden favorecer ciertos malestares».

Me gustan tanto los transportes públicos que paso dos horas por día...
¿Trayectos cotidianos? ¡Sigo!
La opinión del especialista: «Los riesgos debidos a largos trayectos aparecen sobre todo en el segundo trimestre. Así que por ahora usted puede viajar en metro o en coche sin problemas (no hay peligro de abortos espontáneos). Un único consejo: privilegie los transportes en común al coche para evitar las vibraciones.»

¡Adiós a los malestares!

Náuseas, fatiga, acidez de estómago… Durante el 1er trimestre del embarazo los pequeños malestares serán difíciles de gestionar. Por suerte, existe una gran cantidad de remedios para calmarlos.

¡Sonría, podría ser peor!

Desde que está embarazada, el cansancio y las náuseas pesan en su moral. Para desdramatizar y comprender un poco mejor los efectos sorprendentes del embarazo, una estos malestares a su definición.

¿Qué es…?
1. La salivación abundante?
2. La hiperémesis gravídica?
3. El síndrome del canal carpiano?
4. Un prurito gravídico?
5. El reflujo gastroesofágico?
6. La polaquiuria?
7. La aerofagia?
8. La hiperseborrea?
9. Un desvanecimiento?
10. La hiperlaxidad de los ligamentos?

a. ¡Una tendencia a la hinchazón y a las flatulencias! Con el embarazo el aparato digestivo se pone perezoso. Resultado: se sentirá hinchada.

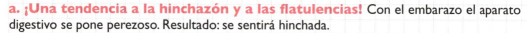 **Solución:** evite comer demasiado y elimine los alimentos grasos o especiados.

b. La secreción abundante de saliva puede alcanzar dos litros por día. No se cura bien (a veces es útil la acupuntura) pero se acaba tras el parto. ¡Uf!

 Solución: Tenga siempre un paquete de pañuelos a mano.

c. Picores concentrados en el vientre, las piernas y el torso. Frecuentes, pueden intensificarse a partir del sexto mes y, en ese caso, deben vigilarse de cerca.

Solución: la aplicación cotidiana de una crema hidratante o de un tratamiento local prescrito por su médico.

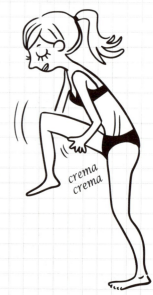

d. Necesidad (demasiado) frecuente de orinar, que comienza al principio del embarazo por el efecto de las hormonas y perdura cuando la cabeza del bebé se apoya sobre la vejiga.

➡ **Solución**: beba mucho e identifique los baños accesibles en su trayecto en caso de urgencia. Señale el problema a su médico o matrona para descartar cualquier riesgo de infección urinaria.

e. La producción excesiva de sebo. Cabellos grasos, acné: embarazada, a veces puede parecer una nueva adolescente. ¡Gracias, hormonas!

➡ **Solución**: cosméticos sin alcohol, que no obstruyan los poros y de preferencia, orgánicos.

f. La versión seria de náuseas matinales debidas al aumento de la hormona BhCG. Si bien puede llevar a una hospitalización para evitar la deshidratación, en general desaparece después del primer trimestre.

➡ **Solución**: hablar con su médico y ¡tener mucha paciencia! Después de todo, ¡esas náuseas no han impedido jamás gozar de un embarazo tranquilo!

g. Hormigueos y adormecimiento de los dedos, ligados a una compresión del nervio medio situado a nivel de la muñeca y asociado a una tendencia a dejar escapar los objetos. Frecuentes en el 3er trimestre de embarazo, desaparecen después del nacimiento.

➡ **Solución**: ¡la osteopatía o la acupuntura!

h. Acidez o ardores de estómago. Durante el embarazo, la digestión es más lenta y el útero que crece tiende a comprimir el estómago. Resultado: los jugos gástricos pueden subir hacia el esófago.

➡ **Solución**: coma preferentemente huevos (bien cocidos), leche o patatas y piense en los apósitos gástricos.

i. Sensación de mareos, o incluso breves pérdidas de conocimiento. Sin gravedad, se explican por el aumento del volumen sanguíneo para alimentar la placenta.

➡ **Solución**: evite estar de pie demasiado tiempo sin moverse.

j. La elasticidad excesiva de algunos músculos, tendones y ligamentos. Durante el embarazo aparece la relaxina, una hormona destinada a preparar el cuerpo para el crecimiento del bebé. Resultado: la futura mamá puede sentir dolores articulares y también aumentar la talla de sus zapatos.

➡ **Solución**: Descanse tanto como sea posible. Por la noche, duerma de lado, con una almohada entre las piernas.

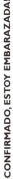

Respuesta
7a, 1b, 4c, 6d, 8e, 2f, 3g, 5h, 9i, 10j

Mis apaños anticansancio y antidepre

Durante este primer trimestre de embarazo, seguramente se sentirá enfrentada a fatigas y depresiones… ¡Como todas las futuras mamás lo han sentido antes que usted! Por suerte, todas han encontrado EL apaño para recuperar la energía y conseguir un bálsamo para el corazón. Aquí tiene unos cuantos trucos…

Volverse perezosa sin culpabilizar

«Durante el primer trimestre de mi embarazo, estaba literalmente extenuada… Mi solución, una siesta y sobre todo la microsiesta, un momento en el despacho. Sin olvidar las protecciones auditivas para descansar en los transportes.» Camila, 27 años.

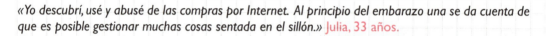

«Yo descubrí, usé y abusé de las compras por Internet. Al principio del embarazo una se da cuenta de que es posible gestionar muchas cosas sentada en el sillón.» Julia, 33 años.

«¡Yo dejé para mañana (o el segundo trimestre) todo lo que pude! La procrastinación me salvó de la fatiga.» Iris, 29 años.

Abusar del entorno

«Rápidamente comprendí que si nuestra pareja, la suegra o la amiga proponen ayudarnos hay que aceptar SIEMPRE.» Clementina, 38 años.

«Pusimos en práctica un código secreto con el futuro papá para que los invitados o la familia se marcharan cuando aparecía el cansancio. Nuestra señal: ¡encender las velas!» Nina, 33 años.

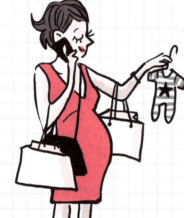

Aceptarse… y relajarse

«Desde el comienzo del embarazo, sentía que las lágrimas subían todo el tiempo. Mi solución: la homeopatía (Pulsatilla 15 CH).» Eloísa, 22 años.

«Para sentirme guapa y darme ánimos, me regalé regularmente bonitos vestidos de embarazada ¡y un buen corte de pelo!» Alejandra, 34 años.

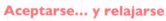

Los diez mandamientos para escapar a las náuseas

¿Desde hace algunas semanas, las náuseas le arruinan la vida? Dígales «bye-bye» con 10 gestos cotidianos.

1. Tomará un buen desayuno

Intente comer antes de levantarse (un biscote, unos frutos secos, etc.). Quédese aún 15 minutos en la cama bajo la manta y, luego, dirección a la cocina para un verdadero desayuno completo con una proteína, un cereal, un lácteo y una fruta.

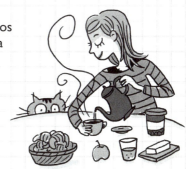

El buen reflejo: convencer a su compañero de que el desayuno en la cama es esencial para su bienestar durante estos tres primeros meses de embarazo.

2. Fragmentará sus comidas

¡Ponga cuidado en no tener nunca el vientre vacío! En lugar de las tres comidas habituales, opte por un desayuno, una colación a las 11, una comida, una merienda, una cena y quizás una pequeña colación antes de acostarse…

El buen reflejo para las colaciones: un yogur entero + 30 g de cereales.

3. Preferirá los buenos alimentos

Para aportar energía sin vómitos, elija los glúcidos. Sus nuevos aliados: el plátano, el arroz, el pan y las pastas a base de cereales completos.

El buen reflejo: ¡controle las cantidades! Una rebanada de pan o un puñado de cereales es igual a una porción.

4. Dirá adiós al café

¡Cómo nos gusta el café por la mañana! Y sin embargo… No solo su aroma fuerte favorece las náuseas sino que, asociado a la leche, es muy difícil de digerir.

El buen reflejo: limite las aportaciones en cafeína (café, té o gaseosas). Si aún no se sabe precisamente, podrían inducir a un retraso en el crecimiento del bebé[2]. La dosis máxima aconsejada es de 300 mg por día, o sea dos tazas de café.

---

2. Investigación publicada en 2013 en la revista *BMC Medecine*: «Maternal caffeine intake During pregnancy is associated whit birth weight but not with gestational length».

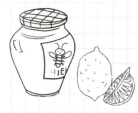

5. Probará los remedios de la abuela
Comer una cucharada de miel por la mañana o de jengibre confitado, prepararse una infusión de anís verde… ¡Nuestros antepasados tenían sus pequeños trucos para hacer desaparecer las náuseas! Como no tienen contraindicaciones, ¡puede probarlos sin problemas!

➡ **El buen reflejo:** ¡Atrévase con el limón! Puede chupetear un gajo o beber una decocción tibia.

6. Beberá razonablemente
Beba pequeñas cantidades a lo largo de todo el día, evitando cuidadosamente beber durante las comidas.

➡ **El buen reflejo:** apueste más bien por las bebidas frías alrededor de 1,5 litros por día. Para evitar el estreñimiento opte por un agua rica en magnesio, como Hepar®.

7. Huirá de los platos muy abundantes y aromáticos
Adiós quesos, platos especiados y otros pecadillos que tanto le gustan. Esperando al bebé, su olfato y su estómago están más sensibles y deben cuidarse.

➡ **El buen reflejo:** busque los alimentos ricos en zinc y vitamina B6 (escalopas de ternera, pechuga de ave, brócoli…) recomendados por sus propiedades antináuseas.

8. Practicará una actividad física
Busque el justo equilibrio entre moverse y descansar. Si bien quedarse acostada mucho tiempo puede favorecer los vómitos, ¡moverse como una loca también!

➡ **El buen reflejo:** encuentre una actividad física moderada y regular que le guste y delegue todas las tareas físicas y olorosas en otras personas (compras, cocina…).

9. Huirá del estrés
Las discusiones en el despacho o las idas y vueltas en los transportes llenos son factores que favorecen las náuseas. Para mantener su estómago en paz, manténgase zen.

➡ **El buen reflejo:** no deje de hacer la siesta. El momento ideal: una media hora o una hora después de la comida.

10. Consultará a un especialista
Si las náuseas persisten, no dude en hablar con su ginecólogo o su matrona, que podrán prescribirle un tratamiento adaptado.

➡ **El buen reflejo:** la homeopatía (*Nux vómica* o *Sepia* 9 CH) o la fitoterapia (aceite esencial de bardana) pueden calmarla. ¡Pero no se automedique!

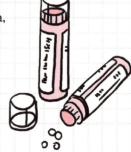

¡Me organizo!

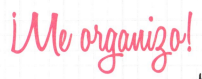

Ciertamente, el embarazo es (casi siempre) un momento mágico… ¡Pero no es cuestión de quedarse en su nube durante 9 meses! Ya es el momento de organizar las citas con el médico, la elección de la maternidad, la búsqueda de una forma para cuidar al bebé.

Mis citas médicas

Durante su embarazo, hay que prever algunos exámenes médicos importantes. Aquí le proponemos un cuadro a rellenar, para tener siempre a mano en el momento necesario.

Fecha	Examen	¿Por qué?	Prever	Anote aquí la fecha de la cita
Primer mes de embarazo	Primera visita	En cuanto su test de embarazo dé positivo, pida cita con su ginecólogo o su matrona. Le prescribirán: – un análisis plasmático (sangre) de la BhCG para confirmar el embarazo, – una ecografía pélvica para verificar que el embrión está bien anidado en el endometrio.	¡Una botella de agua! La ecografía es más visible con la vejiga llena. Beba un litro de agua, alrededor de 45 minutos antes de la cita.	
Durante el segundo mes **Hacia 7 SA**	Primera cita ginecológica	En general, se hará un chequeo con su médico antes de la primera consulta prenatal. En ese caso: – la determinación del inicio del embarazo, – un examen clínico (búsqueda de anemia, chequeo general de salud y sus antecedentes, etc.), – su peso y su tensión. El objetivo es evaluar si necesita un seguimiento particular,	Comience a constituir su dosier médico (tarjeta de grupo sanguíneo, resultados de su frotis precedente, certificados de vacunas).	

¡CONFIRMADO, ESTOY EMBARAZADA!

	Análisis biológico	Antes (o durante) su primera consulta prenatal, su médico le prescribirá un análisis que comprenderá: – la determinación del grupo sanguíneo con el factor Rh y Kell, – detección de la toxoplasmosis, de la rubéola y de la sífilis, – diagnóstico de agulitininas irregulares para identificar una incompatibilidad mamá/bebé. Un análisis para identificar las proteínas (proteinuría) en la orina. El objetivo: detectar especialmente una hipertensión o una infección urinaria.	¡Nada que decir!	
Durante el tercer mes **Entre 11 y 13 SA**	Primera ecografía (muy recomendada)	Esta primera eco es su primera gran cita con el bebé. Su utilidad: – fechar exactamente el embarazo, – verificar el número de fetos y controlar su desarrollo, – localizar la placenta, – medir la translucencia nucal para descartar una eventual trisomía 21, – constatar la cantidad de líquido amniótico.	Ponga atención a verificar las citas con tiempo. El día D beba y evite cualquier aplicación de crema hidratante en el vientre. Puede perturbar la buena transmisión de ultrasonidos.	
Entre 11 y 14 SA	Análisis biológico	Como complemento de la ecografía se prescribe un análisis de sangre para medir la tasa de PAPP-A y de la hormona BhCG para detectar la trisomía 21.	Si usted no quiere realizar este análisis, informe a su médico.	
A partir de 11 SA	Biopsia de trofoblasto (o biopsia corial)	Se extrae una porción mínima de placenta. El objetivo: proseguir la búsqueda de trisomía 21 si los marcadores PAPP-A, BhCG y el espesor de la nuca fetal anuncian un riesgo real	Manténgase en calma, los primeros resultados se conocen en 48 horas.	
A partir de 15 SA	Primera consulta prenatal obligatoria	Su médico analiza sus antecedentes, su higiene de vida y calcula su FPP. También realiza un balance médico (peso, talla, tensión arterial, examen del corazón, de los pulmones, etc.) y un análisis ginecológico antes de declarar su embarazo.	Prepare una lista de preguntas: ¡es el momento de consultar!	

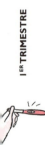

La inscripción en la maternidad

Deseos:
- Parto dentro del agua
- Con epidural

Las preguntas en las que no siempre se piensa

Si algunas futuras mamás no pueden elegir el servicio que las acogerá, otras pueden comerse el coco para encontrar LA maternidad que les conviene. Para ayudarla, aquí tiene algunas preguntas esenciales.

¿Tengo ganas de correr una maratón?

Ya conoce la fábula de La Fontaine: «No llega más pronto quien más corre, lo importante es salir a tiempo». El refrán sirve para el embarazo, no sirve de nada elegir una maternidad lejos de su casa que la haga viajar para el seguimiento y que comprometa quizás su llegada a tiempo el día D. ¡Apueste por la proximidad!

¿Tengo ganas de fardar?

Seguramente tiene la elección entre el hospital (público) y la clínica (privada). Si la clínica a veces tiene ventajas, puede representar un gasto muy alto. ¿La clínica que le gusta no figura en su mutua? Trate de conseguir un presupuesto e infórmese en la mutua para el pago.

¿Mi bebé será bien acogido?

Si bien la mayoría de los nacimientos son normales, a veces el bebé necesita una vigilancia específica. Más vale optar por una maternidad que trabaja en red. ¿Qué son las redes de la perinatalidad? Desde 1998, las maternidades están clasificadas en tres niveles en función del grado de riesgo:

- **La maternidad de nivel 1** (cerca del 50% de las maternidades): pueden encargarse de los embarazos y partos simples sin complicaciones (parto por vía natural o por cesárea). Estos embarazos normales representan un porcentaje importante.
- **La maternidad de nivel 2** pueden encargarse de los embarazos de riesgo y de los embarazos múltiples, así como de los bebés con riesgo. Estas maternidades disponen de una unidad de neonatología que se encarga de los niños prematuros nacidos antes de la semana 33 de embarazo.
- **Las maternidades de nivel 3** (cerca del 10% de las maternidades): estas maternidades se suelen situar en los grandes centros hospitalarios y permiten hacer un seguimiento de los embarazos de riesgo (diabetes, hipertensión arterial...) y asociados con los nacimientos prematuros. Pueden encargarse de los bebés prematuros nacidos antes de la semana 33 de embarazo, sin importar su término. Disponen de una unidad de reanimación neonatal que permite la hospitalización del bebé desde el nacimiento, sin tener que separarse de la madre.

¡CONFIRMADO, ESTOY EMBARAZADA!

¿Se ocuparán de mí unos campeones?

Para garantizar una acogida óptima, verifique que su ginecólogo o su matrona pueden trabajar en la maternidad escogida. Para que su proyecto de parto sea respetado (ver página 42) y estar segura de que el establecimiento seguirá lo que usted desea vivir el día del parto, mire el número de partos (entre 1.000 y 2.000, la media es buena), de episiotomías, de epidurales y de cesáreas realizadas en ese centro. Pero cuidado: hay que relativizar, una gran maternidad de nivel 3 tendrá siempre más cesáreas que una pequeña maternidad de nivel 1.

¿Qué van a hacer con mi pareja?

¿Su querido compañero podrá asistir al parto, a los cuidados del bebé? ¿Sus hijos mayores podrán venir a visitarla? ¡Son preguntas que no debe descuidar!

¿Tengo gustos de princesa?

Su comodidad tampoco debe olvidarse. ¿Quiere tener una habitación para usted sola, quiere quedarse con el bebé toda la noche? Busque las maternidades que ofrecen estos servicios, que favorecen el apoyo paterno y el amamantamiento materno.

¿Estoy dispuesta a ceder una parte de mí misma?

La sangre del cordón, extraída durante el parto, puede tratar enfermedades graves como las leucemias. Un don puede salvar una vida… pero no puede hacerse en todas las maternidades. Infórmese con su médico.

¿Matrona o ginecólogo?
¡Las preguntas que debe hacer para un seguimiento ideal!

¿Sabía usted que con respecto a la ley las matronas y los ginecólogos tienen las cualificaciones para vigilar un embarazo normal? Si es su caso, es usted libre de escoger. Pero, para permitirle establecer una relación de confianza, hay que hacer algunas preguntas a su especialista.

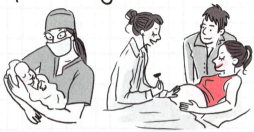

¿Prefiere usted, en primer lugar, un seguimiento con un ginecólogo?

Pregúntele:
- A qué establecimiento (público o privado) la orientará para el nacimiento.
- Si ese establecimiento trabaja con otras maternidades para ciertos posibles riesgos de su hijo.
- Si trabaja con otros profesionales que podría recomendarle (ecografistas, anestesistas, etc.).
- Con qué equipo de matronas trabaja para la preparación al parto o la visita prenatal precoz.
- Si sus honorarios están cubiertos por la Seguridad Social.

¿Prefiere usted un seguimiento con una matrona?

Pregúntele:
- A qué médico especialista deriva sus pacientes si hay un riesgo médico.
- A qué maternidad piensa orientarla para el nacimiento y si este funciona en contacto con otras maternidades.

¡Prefiere visitarse con ambos!

Todo el seguimiento se hará con el ginecólogo y la matrona. Entre otras cosas, los dos oficios están muy imbricados para proponerle un seguimiento global del embarazo. El ginecólogo toma el relevo en caso de problema médico; la matrona, en cambio, preparará el parto.

> **¿Y los médicos generalistas?**
> Los generalistas no suelen hacer un seguimiento del embarazo por lo general. Pero si el suyo transcurre normalmente ¿por qué no? De todas maneras, pregúntele si tiene referentes ginecológicos o si trabaja con alguna matrona.

¡CONFIRMADO, ESTOY EMBARAZADA!

Inscripción en la guardería: guía de supervivencia

La inscripción en la guardería puede ser una verdadera carrera contra el reloj. Consejos para llegar en el buen momento al punto de salida:

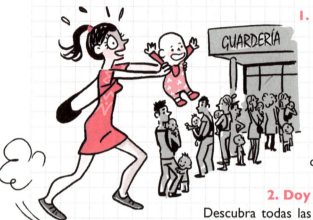

1. Salgo en el momento justo

Las inscripciones en guarderías varían según las ciudades (en algunas desde el primer trimestre de embarazo, en otras, a los seis o siete meses). Usted tiene que telefonear a la oficina del ayuntamiento —o contactar directamente con las guarderías— en cuanto sepa que está encinta, para verificar las modalidades de preinscripción.

2. Doy una vuelta por la pista

Descubra todas las guarderías cerca de su hogar. Dese una vuelta por las páginas web. El objetivo es ver los establecimientos que más le gusten para postular.

3. Me entreno mientras preparo mis papeles

Mientras espera el momento de presentar sus papeles, avance y prepare lo que desde ya constituirá el dosier:
- papeles de identidad de los padres.
- justificativo de empadronamiento.
- las 3 últimas nóminas.

y lo que le pidan en cada comunidad que puede diferir de una a otra.

4. Preparo la carrera con profesionales

¿Insistir con los directores de las guarderías o no? Si la perseverancia es buena cosa, la insistencia puede irritarlos. Antes de tomar cualquier iniciativa, consulte con otras madres. Los consejos siempre son buenos.

5. Preveo llegar al podio

Al final, nada nos garantiza conseguir una plaza en las guarderías públicas. Prevea una solución alternativa. Asistentes maternales, guarda compartida o guarderías de empresa. Incluso si su empresa no posee una guardería, tal vez puede beneficiarse de una red de guarderías. Hable con sus colegas de recursos humanos.

Nuestra vida de pareja... ¡esperando ser tres!

El primer trimestre del embarazo es el momento de «digerir» y anunciar la maravillosa noticia. Su programa (cargadísimo) de esas primeras semanas: sostener al futuro papá, conservar una vida de pareja perfecta y ¡sorprender a su entorno!

¿Cómo anunciar su embarazo de manera verdaderamente inolvidable?

Ya está. El tercer mes de embarazo ha pasado. Por fin, usted podrá revelar la gran noticia a su entorno. ¿Cómo hacer de su anuncio de embarazo un momento de emoción que corresponda verdaderamente a su pareja? ¡Responda a estas preguntas junto con su compañero!

Esta noche, verán la tele juntos. Su programa preferido...
- ■ Master chef.
- ● Las últimas series que ha descargado (legalmente, por supuesto).
- ▲ Una emisión sobre decoración.

Lo que la atrajo inmediatamente de su hombre...
- ■ Su capacidad para reírse de todo y de nada.
- ● Su habilidad para cuidar de usted.
- ▲ Su ingenio.

Lo que sedujo a su hombre en usted...
- ■ Su generosidad.
- ● Su curiosidad natural.
- ▲ Su creatividad.

Su mayor defecto de pareja...
- ■ Viven en una burbuja.
- ● Aprovechan lo cotidiano y dejan para luego todo lo demás.
- ▲ La tendencia a dispersarse.

Su destino ideal para vacaciones de enamorados...
- ● Nueva York.
- ■ Roma.
- ▲ Barcelona.

Usted ha aprovechado el tiempo de la concepción para...
- ● Ver todos los foros, informarse al máximo sobre el embarazo.
- ■ Saborear las cosas que pronto estarán prohibidas.
- ▲ Organizar varias cosillas en su casa.

¡CONFIRMADO, ESTOY EMBARAZADA!

Su primera compra para el bebé…
- ● Un escucha-bebés.
- ▲ Agujas y lanas para tejer.
- ■ Un robot de cocina para preparar comidas para el bebé.

En sus sueños, su hijo un día será…
- ▲ Arquitecto.
- ● Gran reportero.
- ■ Un gran chef.

Vosotros os proyectáis en el futuro…
- ▲ En un caserón antiguo reparado por vosotros mismos.
- ■ Una casa lo bastante grande para acoger familiares y amigos.
- ● En plena ciudad, cerca de museos, cines y paseos.

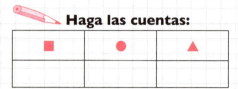 **Haga las cuentas:**

■	●	▲

Una mayoría de ■ *¡El anuncio de su embarazo será gastronómico!*

¡Sois una pareja de hedonistas! Vuestra doctrina: aprovechar las mejores cosas de la vida, comenzando por una buena comida. Para anunciar el embarazo a su familia, apueste por el placer comestible.
Podéis intentar:
- Personalizar unos bombones.
- Preparar un «pastel-mensaje» gracias a una decoración cuidadosa («futura tía…»).
- Ofrecer un producto comestible «De la abuela» a su madre o a su suegra.

Una mayoría de ● *¡Su anuncio será 2.0!*

¡Sois una pareja superconectada! Las series más recientes y el *high-tech* último modelo son vuestros pecadillos. ¿Por qué no optar por un anuncio de embarazo por Internet?
Pueden intentar:
- Un *selfie* de la familia: en el momento de sacar la foto de la familia, grite: «¡Vamos a tener un bebé!»
- Bebé secreto: envíe un mail adivinanza llamado «Adivina quién soy» y adjunte el fichero de su primera ecografía.
- El *time-lapse*: cada día haga una foto de su panza antes de juntar todo en un programa de vídeo… ¡Y siga hasta el nacimiento del bebé!

Una mayoría de ▲ *¡Su anuncio será ingenioso!*

¡Sois una pareja creativa! Os encanta renovar lo antiguo y vivir en un nido. Vuestro anuncio de embarazo será forzosamente ultrapersonalizado y hecho en casa.
Intente:

- Realizar un buen regalo válido para el nuevo miembro de la familia (bueno para un nieto…).
- Ofrecer un árbol genealógico a completar. Las ramas representan a toda la familia y queda un espacio vacío donde habrá que integrar al bebé.
- Hacer un rompecabezas con la imagen del futuro bebé. Imprima la primera ecografía en una hoja acartonada, recórtela y regálela a los principales interesados.

¿Estoy soñando o mi compañero también está embarazado?

¿El futuro papá luce un vientre redondo? Seguro que tiene todos los síntomas. He aquí un programa para ayudarlo a sentirse padre y cuidar la línea.

¿Qué es un embarazo «Couvade» en los hombres?

Hinchamientos, problemas de sueño, ansiedad, aumento de peso… Durante el embarazo de su compañera, algunos hombres sienten lo que podrían parecer los síntomas del embarazo. Frecuente y felizmente pasajero, sería para ellos una manera inconsciente de participar en el embarazo y traducir sus angustias.

Su compañero aumenta de peso: ¡póngalo a régimen!

¿Su compañero engorda a ojos vista? Hágale adoptar el régimen de futura mamá. Programa: una alimentación rica en fibras, frutas y verduras frescas. Prepárele igualmente una gran botella de agua cada mañana para que beba durante el día.
Elimine de la nevera quesos de pasta blanca y embutidos. Como usted no puede comerlos el futuro papá aprovechará para no engordar Y participará en sus esfuerzos.

Su compañero está ansioso: ¡encárguele una misión!

Para ayudarlo a calmarse, delegue algunos preparativos para la llegada de su hijo. Pintar la habitación del bebé, encontrar el mejor cochecito… pueden ser misiones que permitirán que el padre se involucre y queme calorías. No dude en comunicarse bien con él y tranquilizarlo sobre su manera de asumir sus responsabilidades. Su matrona también puede escucharlo a él. Aliente a su compañero a asistir a la entrevista prenatal precoz.

Su compañero duerme mal, está estresado, ¡relájense juntos!

Si bien le aconsejamos a usted una actividad física moderada a lo largo del embarazo, un poco de deporte no hará daño al futuro papá estresado (y ayudará a mantener la línea). Sobre todo porque las actividades autorizadas a las futuras mamás pueden hacerse conjuntamente. Su programa semanal: 3 sesiones de 30 minutos de natación o de caminatas.

¡CONFIRMADO, ESTOY EMBARAZADA!

Pareja: 5 consejos para mantener la libido en alza

La libido no siempre es alta durante el primer mes de embarazo. Para conservar las ganas de darse placer, haga un balance de sus sensaciones del momento.

1. Usted teme (el aborto espontáneo)

- **La situación:** algunos futuros padres dudan en hacer el amor especialmente por temor a un aborto. Sin embargo, el cuerpo médico es unánime: si el embarazo se desarrolla con normalidad no hay ningún peligro. ¡No se prive!
- **La solución:** relájese. Si sus inquietudes persisten o tiene hemorragias repetitivas, no dude en hablar con su médico.

2. Le duele (el pecho)

- **La situación**: bajo el efecto del cambio hormonal, sus pechos a veces están pesados y dolorosos. Resultado: ¡complicaciones en la sexualidad!
- **La solución:** explore nuevas posiciones, como «la cortesana» (sentada en el borde de la cama, el futuro papá arrodillado ante usted) o «la flor aplastada» (estirada sobre la espalda, con las rodillas hacia usted). ¡Placer asegurado y el pecho al margen!)

3. Tiembla (ante la penetración)

- **La situación:** durante el embarazo, el flujo de sangre modifica las paredes vaginales. Algunas mujeres sienten dolor durante la penetración. Otro pequeño problema: la sequedad vaginal… ¡Ay!
- **La solución:** utilice un buen lubricante a base de agua. ¡Y abuse de los preliminares!

4. Está agotada

- **La situación:** entre las náuseas y el cansancio del primer trimestre, la libido pasa a un segundo plano…
- **La solución:** olvide los mimos de la mañana y ¡aproveche las siestas perversillas!

5. No siente ningún deseo (o casi)

- **La situación:** asimilar que va a tener un bebé es hermoso pero a veces se hace largo. Resultado: uno focaliza sobre uno mismo. Y la libido queda para otro ratito con más tiempo…
- **La solución:** la pérdida de deseo en el primer trimestre es frecuente. Tenga paciencia. Su pasión aparecerá cuando se sienta dispuesta.

Capítulo 2

2º trimestre

¡Es el momento de disfrutar!

El segundo trimestre del embarazo es el del apaciguamiento. Después del cansancio y las primeras aprensiones, las molestias y los riesgos del primer trimestre, todo se calma. Es el momento de aprovechar plenamente varias semanas mucho más tranquilas… y ¡bien merecidas!

Es el momento soñado para cuidarse y reencontrarse en pareja. ¡Su libido estará nuevamente en alza! Si tiene la ocasión, podría ser el momento de unas cortas (o largas) vacaciones en pareja. Su objetivo: llenarse de amor y de energía antes de la llegada del bebé.

Eso sí, si bien es el momento del descanso y la voluptuosidad, tendrá que responder ¡presente! a todas las citas de ese segundo trimestre. Su seguimiento médico es importante y podrá comenzar más concretamente a prepararse para el día D eligiendo su preparación al parto. Comience a pensar en su proyecto de nacimiento… ¡Todo un programa!

El último punto que no debe descuidar: su salud y sobre todo el peso. Con el final anunciado de las náuseas tendrá mucho más apetito. Tenga cuidado en conservar las buenas costumbres que ha adoptado durante el primer trimestre pero también ¡complázcase!

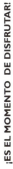

¿Qué sucede dentro de mi cuerpo?

En este 2º trimestre experimentará toda una paleta de sensaciones nuevas. Una verdadera felicidad para vivir con su pareja pero que no debe hacerle olvidar lo que pone en su plato, para no coger demasiados kilos.

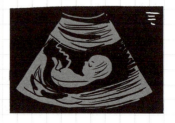

Bebé, ¿cómo eres?

El segundo trimestre marca un cambio en su embarazo. Al crecer, su bebé está listo para interactuar con usted *in utero*. Ha llegado el momento de establecer lazos muy importantes…

4º mes de embarazo: ¡háblele, porque él la escucha!

El feto continúa creciendo y ya es grande (o casi): tiene una carita bien dibujada, ojos que comienzan a perfilarse… y hace pipí en el líquido amniótico. Su cerebro está estructurado y, desde la semana 17 de embarazo (19 SA) la escucha. No dude en agobiarlo con palabras tiernas. En un mes, el bebé doblará su peso, pasando de 110 g a 200 g aproximadamente. También crece alrededor de 6 cm para alcanzar los 19 cm.

5º mes de embarazo: ¡un verdadero campeón!

¡El 5º mes de embarazo suele ser mágico! Durante estas semanas usted sentirá los movimientos del feto. Las otras revoluciones del momento: hacia la semana 22 (24 SA) el bebé bosteza, juega con sus pies y puede incluso chuparse el pulgar. En cuanto a las medidas (evidentemente perfectas), su peso y su talla pasan de 250 g y 20 cm a 500 g y 26 cm.

6º mes de embarazo: ¡abre los ojos!

Las interacciones con el bebé se multiplican. Continúa moviéndose mucho y reacciona al ruido gracias a su nervio auditivo, que ya funciona perfectamente. Como un verdadero deportista, puede hacer hasta 60 movimientos en media hora. Pero también necesita recuperar fuerzas: duerme entre 18 y 20 horas por día. Sus ojos se abren y descubre el tacto. En cuatro semanas su peso y su tamaño se desarrollan: de 600 g y 28 cm, pasa a 900 g y 31 cm.

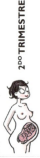
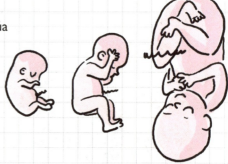

¡No a los regímenes!

Con el final de las náuseas y la fatiga, el segundo trimestre de embarazo se anuncia con buenas perspectivas... Pero si el apetito vuelve, usted debe cuidarse. Algunos consejos muy precisos para limitar su aumento de peso.

> **¿Cómo controlar el peso durante el embarazo?**
> **La opinión del especialista, Dr. Gilles Dauptain, ginecólogo**
> Se tolera un aumento de 9 a 12 kilos según la talla y el peso iniciales de la futura mamá, contando como media un kilo por mes. ¡Pero no hay que vivir con el ojo en la balanza!
> – Fragmente sus 2.200 kcal cotidianas en 5 pequeñas comidas en lugar de 3 grandes raciones, como hizo para evitar las náuseas.
> – Escoja los prótidos y los alimentos que pueden aportar vitamina D y hierro (sardinas, caballa, avellanas, espinacas...).

Si aumento demasiado de peso ¿qué hago?

En caso de aumento de peso muy importante, que puede ser el síntoma de una diabetes gestacional, su médico puede enviarla a un nutricionista. No ceda jamás al último régimen a la moda, hay que pensar sobre todo en la salud del bebé.

¿Y si tengo una diabetes gestacional?

Como casi todas las mujeres encintas, usted pasará durante este segundo trimestre un test de glicemia provocado (ver página 41).

- Si su glicemia es normal, bastará con privilegiar proteínas y lácteos y evitar los alimentos demasiado grasos o dulces.
- Si se diagnostica una diabetes gestacional, su médico le pedirá que analice su glicemia 6 veces por día, antes y después de las comidas, para verificar su tasa de azúcar. Y se le aconsejará un régimen más estricto. De este tipo: 1.800 kcal y 180 g de glúcidos repartidos en 5 tomas. Sin olvidar, evidentemente, practicar una actividad física regular. Aunque parezca complicado no se preocupe, podrá hacerlo sin gran dificultad

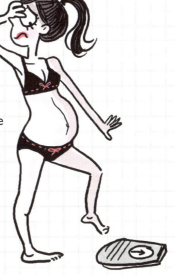
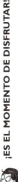

¡Cuido nuestra salud!

Para estar perfectamente durante ese segundo trimestre, continúe vigilando su alimentación, cuide su salud y aprenda a comprender (un poco mejor) a su futuro bebé. ¿Más fácil de decirlo que hacerlo? En absoluto, ¡es un juego de niños!

Mi alimentación salud (y placer)

¿Quizás usted ya ha acumulado algunos kilos o bien presenta un riesgo de diabetes gestacional? Durante este segundo trimestre es importante comer con placer, limitando el aumento de peso.

En cuanto a mis alimentos preferidos: ¿no como más, tomo pequeñas raciones o disfruto ampliamente?

Disfrutar del pan, las pastas, el arroz

Contrariamente a lo que se piensa, no hay que eliminar el pan ni las pastas. Son razonables a nivel calorías (180 kcal por 160 g de pasta o de arroz). Estos glúcidos liberan su energía lentamente y le permiten tener una sensación de saciedad prolongada. Comer en proporciones razonables (el equivalente de 4 o 5 cucharadas soperas, claro está).

Disfrutar de los yogures y otros lácteos

Los yogures están particularmente aconsejados por su aporte de calcio. Cada vez que necesite comer ofrézcase un yogur. Opte por los yogures naturales a base de leche descremada o semidescremada o queso blanco a 20% de materia grasa. Pero, diga adiós a los postres y cremas.

Pequeñas raciones de quesos

Lo esencial es no abusar. Elimine los quesos frescos (a causa de la listeriosis) y opte por los quesos pasteurizados bajos en calorías (tipo Kiri®).

Stop a los pequeños placeres de la vida (chocolate, galletas dulces...)

Con un índice glucémico muy alto, el chocolate y los demás dulces están desaconsejados, particularmente en caso de diabetes gestacional.

Pequeñas porciones de mantequilla

Rica en vitamina A, la mantequilla tiene su lugar en su alimentación de futura mamá… A condición de no comer demasiada. La cantidad apropiada es la que se unta sobre el pan del desayuno.

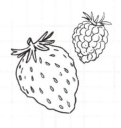

Pequeñas porciones de frutas

Las frutas son ricas en vitaminas pero también en azúcar. Su objetivo: dos o tres frutas poco azucaradas (fresas, grosellas, pomelo, melón) por día. ¡Y esconda las frutas confitadas y las mermeladas en el armario!

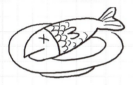

Disfrute ampliamente de carnes y pescados

Si ha aumentado excesivamente de peso o ha desarrollado una diabetes gestacional, su médico le aconsejará adoptar un régimen a base de proteínas: carnes blancas (siempre bien cocinadas) o dos huevos o un pescado que le guste (alrededor de 120 g).

Stop a los aperitivos

Si ya ha dejado el alcohol, también debe abandonar cacahuetes, patatas de bolsa, nueces, que son extremadamente calóricas. Un ejemplo: 50 g de chips representan 210 kcal, o sea, el equivalente de un trozo de pollo y de un yogur natural sin sus beneficios nutricionales…

Recetas para saborear en pareja… ¡sin privarse!

Rollito de pollo con espinacas

Unte con queso fresco (al ajo quizás para darle más gusto) dos escalopas finas de pollo. Recubra con una fina capa de espinacas frescas y sazone.
Enrolle las escalopas y manténgalas con un palillo.
Cocine al horno (200 °C) durante 20 minutos con una cucharada de materia grasa. Sirva con una ensalada de espinacas frescas o arroz.

Isla flotante de frutas rojas

Pase por la batidora 125 g de fresas, algunas grosellas, 5 cl de agua y un zumo de limón hasta obtener un *coulis*.
Bata las claras a punto de nieve. Con ayuda de una cuchara, forme unas croquetas que depositará en el agua hirviendo durante un minuto.
Retire con ayuda de una espumadera. Ponga sobre papel absorbente y luego disponga las claras sobre el *coulis*. ¡Y deguste!

¡ES EL MOMENTO DE DISFRUTAR!

El bebé se mueve: ¡un poco, mucho, apasionadamente!

Pero no… no está soñando… Es su bebé quien gesticula así dentro de su barriga. Pero ¿sabe usted lo que hace exactamente?

El bebé se mueve desde el primer trimestre de embarazo
Verdadero ☐ **Falso** ☐

➡ Desde 8 SA aproximadamente, fecha en la que el desarrollo de la bolsa amniótica le permite cierta libertad alrededor del cordón, el feto comienza a gesticular, aunque usted no lo sienta todavía. Esos movimientos son importantes: le permiten formar sus articulaciones.

Usted sentirá moverse al bebé a partir del 4° mes
Verdadero ☐ **Falso** ☐

➡ ¡Todo depende de usted! Si se trata de un primer embarazo, generalmente el bebé se moverá hacia las 18 SA (un poco antes de los 4 meses). Si usted ya ha tenido un hijo, sentirá que el bebé se mueve hacia los… 3 meses y una semana (7 días más o menos).

El bebé alcanzará su «pico» de movimientos en el útero hacia los 7 meses
Verdadero ☐ **Falso** ☐

➡ El feto se mueve mucho durante el 4° mes. Como aún es pequeño aprovecha la gran cantidad de líquido amniótico y tiene espacio para moverse. Luego, el volumen del líquido disminuye y el bebé crece, por lo que sus movimientos se hacen más difíciles.

Si de repente no siente que el bebé se mueve, tiene que preocuparse
Verdadero ☐ **Falso** ☐

➡ Como usted, el feto necesita reposo pero su ritmo vigilia/sueño es de 20 minutos. Resultado: si usted no siente al bebé quizás está durmiendo. Por el contrario, en caso de ausencia prolongada de movimientos, hable con su médico.

Si usted va a bailar a una discoteca una noche, el bebé también bailará!
Verdadero ☐ **Falso** ☐

➡ El ambiente materno puede inducir diferentes movimientos en el bebé. La música muy fuerte también puede perturbarlo… y lo hará saber.

Cuando se acueste, sentirá que el bebé se mueve más aún.
Verdadero ☐ **Falso** ☐

➡ A la hora de dormir, su cuerpo se relaja y se siente en calma; por eso es más receptiva a todas las sensaciones, como los gestos nocturnos de su bebé.

¡Ay, me duele!

Ciertamente, hay pequeñas molestias… Pero el embarazo no le impide tener algunos otros malestares normales. El problema es que ahora no puede recurrir a los medicamentos que normalmente utiliza. ¿Qué se puede hacer si tiene dolor de cabeza o de garganta? Aprenda cómo curar sus pequeños malestares.

La nariz moquea

El problema: aparte de las infecciones virales que todos conocemos, las mujeres embarazadas sufren a menudo de hipersecreción nasal, incluso hemorragias. La razón: una mucosa de la nariz más densa.

¿Qué se puede hacer? No mucho, porque los medicamentos para curar el resfriado contienen a menudo vasoconstrictores, prohibidos durante el embarazo. Reemplácelos por suero fisiológico.

¿Cuándo ver al médico? Si las rinitis o las hemorragias son muy frecuentes, no dude en pedir cita con su médico de cabecera.

Me duele la cabeza

El problema: fatiga, migrañas… Los dolores de cabeza, ya se sabe, no deben tomarse a la ligera, salvo durante el embarazo.

¿Qué puedo hacer? Tomar un paracetamol, nada más. Y una buena noticia para las futuras mamás migrañosas: los antimigrañas no están contraindicados en caso de embarazo… pero ¡no todos! Verifique el prospecto y hable con su matrona o su médico ginecológico antes de cualquier tratamiento.

¿Cuándo consultar? Si los dolores de cabeza no paran o van acompañados de zumbidos en los oídos o si ve estrellitas delante de los ojos, hay que hacer análisis de inmediato. Su médico verificará la tensión y la presencia de proteínas en las orinas para descartar cualquier riesgo de preeclampsia.

¡ES EL MOMENTO DE DISFRUTAR!

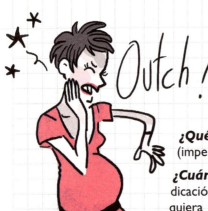

Me duele una muela

El problema: durante el embarazo, el metabolismo del calcio se modifica. El feto absorberá la mayor parte del calcio, dejando a la madre con los dientes más frágiles… y nuevas caries.

¿Qué puedo hacer? Tomar paracetamol esperando la cita (imperativa) con un dentista.

¿Cuándo consultar? ¡En cuanto sea posible! No hay contraindicación para los cuidados dentales durante el embarazo, ni siquiera a la anestesia local. Procure hacer dos visitas al dentista, una al comienzo de su embarazo y otra hacia los 5 meses. ¡Más vale prevenir que curar!

Me duelen los ojos

El problema: durante el embarazo, la sequedad ocular es frecuente por el efecto de la impregnación hormonal. La curva de la córnea también puede modificarse. Resultado: es difícil ponerse las lentes de contacto e incluso la vista puede bajar.

¿Qué puedo hacer? Procúrese lágrimas artificiales (en la farmacia)… y póngase las viejas gafas.

¿Cuándo consultar? Si las molestias son muy dolorosas, vea al oftalmólogo. Sin embargo, tenga un poco de paciencia: la córnea recupera normalmente su morfología después del parto.

Me duele la garganta

El problema: antes de estar encinta, usted ha sufrido (y maldecido) faringitis, laringitis y anginas. Y esto no se arreglará con la fatiga y sus defensas inmunitarias en baja…

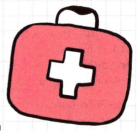

¿Qué puedo hacer? Más vale evitar los antisépticos locales (pastillas para chupar). Elija mejor una infusión de miel y limón así como una buena echarpe. Si tiene fiebre o si los dolores no pasan con un poco de calor, opte por el paracetamol.

¿Cuándo consultar? Si su dolor de garganta persiste dos o tres días y se acompaña de fiebre, dirección la consulta del médico. Este le prescribirá antibióticos adaptados si tiene una angina de origen bacteriano.

¡Adiós, pequeños dolorcillos!

En el segundo trimestre de embarazo, pueden aparecer pequeñas molestias. No se asuste, existen soluciones simples para seguir siendo hermosa (o incluso más aún) y zen.

¡Socorro, piel en peligro!

Si algunas futuras mamás mantienen un aspecto radiante a lo largo de todo el embarazo, para otras, la piel sufre, sobre todo en el segundo trimestre. A cada situación, su solución.

¡Ajjj, tengo acné!

¿Por qué? Durante el embarazo, las hormonas y a veces la progesterona aumentan la actividad sebácea de la piel. Resultado: la cara brilla y aparecen pequeños (o grandes) granos.

¿Qué hacer? ¡En primer lugar, tenga cuidado! Algunos tratamientos prescritos están formalmente prohibidos durante el embarazo. ¡No se automedique!
Vigile también y cambie sus rituales de belleza: adiós al desmaquillante muy rico, buen día al agua micelar, con una crema ligera a base de zinc. También escoja una alimentación rica en zinc, vitaminas B5 y B6. Menú: huevos cocidos, bacalao (¡sí!), champiñones, coliflor, maíz, almendras, avellanas y carne de buey.

¡Comienzo a tener manchas marrones en la cara!

¿Por qué? Bajo el efecto conjugado del sol y las hormonas, la piel produce más melanina. Resultado: aparecen algunas manchas marrones o grises en el mentón, las mejillas o alrededor de la boca. Es la famosa máscara del embarazo o «cloasma».

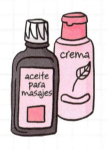

¿Qué puedo hacer? Comience por evitar cuidadosamente ponerse al sol y si lo hace póngase crema solar de alta protección cada dos horas (como mínimo), aun si no se expone de manera prolongada. También tome mucha vitamina C (naranjas, kiwis), que frenarán la aparición de las manchas.

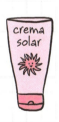

¡ES EL MOMENTO DE DISFRUTAR!

¡Tengo la piel seca, muy seca!

¿Por qué? ¡Otra vez, son las malditas hormonas! Durante el embarazo, el agua de las capas profundas de la piel tiende a absorberse. Resultado: la epidermis está más seca y tironea por todas partes.

¿Qué hacer? Beber mucho, ¡mucho! Un litro y medio de agua por día, como mínimo. Utilice un desmaquillante (leche o aceite) que no se enjuague con agua, adopte una crema nutritiva e hidratante… Si no tiene alergia, puede probar los aceites vegetales de jojoba o de almendra dulce.

¿Qué es esta línea oscura en mi barriga?

¿Por qué? Como la máscara del embarazo, la línea oscura que aparece a veces bajo el ombligo de las futuras mamás se debe a la impregnación hormonal.

¿Qué hacer? No se puede hacer gran cosa, pero protéjase del sol. Después del parto, la línea oscura se acentuará y finalmente desaparecerá de forma natural.

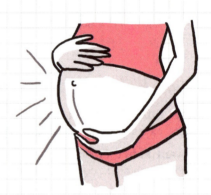

Tengo más pecas que antes…

¿Por qué? Debido a las hormonas algunas pecas que ya existen se vuelven más oscuras y pueden aparecer unas cuantas más.

¿Qué hacer? Adopte el mismo reflejo de siempre: no se rasque y muéstreselas a un dermatólogo si tienen un aspecto demasiado irregular.

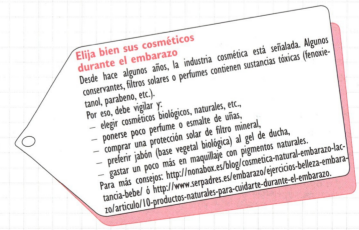

Elija bien sus cosméticos durante el embarazo

Desde hace algunos años, la industria cosmética está señalada. Algunos conservantes, filtros solares o perfumes contienen sustancias tóxicas (fenoxietanol, parabeno, etc.).
Por eso, debe vigilar y:
— elegir cosméticos biológicos, naturales, etc.,
— ponerse poco perfume o esmalte de uñas,
— comprar una protección solar de filtro mineral,
— preferir jabón (base vegetal biológica) al gel de ducha,
— gastar un poco más en maquillaje con pigmentos naturales.
Para más consejos: http://nonabox.es/blog/cosmetica-natural-embarazo-lactancia-bebe/ ó http://www.serpadres.es/embarazo/ejercicios-belleza-embarazo/articulo/10-productos-naturales-para-cuidarte-durante-el-embarazo.

Cosméticos caseros: ¡vencer a las estrías!

Desde hace unos días, han aparecido insidiosamente en su vientre… ¡Ahí están las estrías! Para limitar la invasión, luche contra esas fisuras cutáneas con dos armas simples: una buena crema y una alimentación bien escogida.

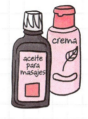
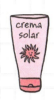

¿Qué son las estrías?

Casi tres de cada cuatro futuras madres ven cómo aparecen en el 4° mes de embarazo unas pequeñas estrías violáceas en zonas precisas (vientre, muslos, nalgas, senos). ¡Son las estrías! Feas, esas malditas fisuras se deben a su aumento de peso y a la agitación hormonal, que provocan una pérdida de elasticidad de la piel. Para limitar los problemas, se impone la hidratación.

> **La receta (casi) milagrosa contra las estrías**
> Los ingredientes: 50 ml de aceite del almendras dulces biológicas y 50 ml de gel de aloe vera en tubo.
> Después de haber esterilizado el recipiente, coloque el gel de aloe vera en un bol e incorpore progresivamente el aceite de almendras. Mezcle todo con un batidor. Conserve la crema en un frasco durante dos meses como máximo.

La aplicación que lo cambia todo

Para suavizar la piel, aplique su crema (o aceite) antiestrías dos veces por día (al menos). Dese un masaje siempre con pequeños movimientos circulares comenzando por el interior de la zona y ampliando hacia el exterior.

Además: una alimentación antiestrías

Para mejorar la elasticidad de la piel y favorecer la cicatrización, apueste por una alimentación rica en vitaminas E y A. Sus productos ideales: la mantequilla, las espinacas, la col, los oleaginosos (nueces, almendras y avellanas), los huevos cocidos, las frutas y las verduras de color anaranjado (zanahorias, albaricoques, mangos).

> **¿Luchar o no luchar contra las estrías?**
> **La opinión del especialista, Dr. Gilles Dauptain, ginecólogo**
> Las estrías muy aparentes y violetas durante el embarazo palidecen y se atenúan después del nacimiento, a menudo ayudadas por el primer bronceado. ¡Coraje! Sólo hay que esperar.

¡ES EL MOMENTO DE DISFRUTAR!

¡Me organizo!

En este segundo trimestre, se multiplican las grandes citas. ¡Entre los chequeos mensuales con el médico y la entrevista prenatal precoz tendrá muchas citas! Atención a la agenda.

No olvido mis citas médicas

Las próximas semanas serán muy intensas. He aquí un resumen para organizarse sin estresarse.

Fecha	Examen	¿Por qué?	Prever	Su fecha de visita
Durante el 4° mes	Cita prenatal precoz	Dirigida por una matrona, esta cita busca ayudarla a vivir su embarazo felizmente y preparar el nacimiento. Un intercambio sobre sus deseos, sus condiciones de vida… y consejos para elegir su preparación al parto y a la paternidad y maternidad.	Anote todas sus preguntas, incluso las más anodinas. Inscríbase en las sesiones de preparación al parto.	
16 SA	La consulta del 4° mes	Su ginecólogo o matrona comprobará: – su aumento de peso, – su tensión arterial, – la medida de altura uterina, – los resultados de los primeros análisis. Escuchará también el corazón del bebé y hará, si es necesario, un tacto vaginal.	Preparar un dosier que contenga todos los resultados de los análisis realizados hasta ahora. Pida cita para la visita del 5° mes.	
	Análisis biológico	Como todos los meses, se busca albúmina en las orinas y también se hace un test de infecciones urinarias si fuera necesario. También pueden pedir que haga: – una serología de la rubéola y de la toxoplasmosis, – ver la dosis de aglutininas Rh en caso de riesgo de incompatibilidad Rhesus.		
Entre 14 y 17 SA	Análisis de marcadores séricos	Si su médico lo estima necesario se puede hacer este diagnóstico «combinado» para descartar la trisomía 21.		

Entre 16 y 18 SA	Amniocentesis	Si fuera necesario y usted consiente, su médico la enviará a un centro especializado para realizar una muestra de líquido amniótico para descartar la trisomía 21.	Ármese de paciencia: los primeros resultados se conocen en 48 horas y el resultado final a los 10 días.
Entre 21 y 24 SA	Ecografía morfológica	La ecografía verifica el crecimiento, la morfología del bebé, la cantidad de líquido amniótico… ¡y quizás le anuncie el sexo de su hijo!	Beba agua pero no se ponga crema antes del examen. Y no se preocupe si hay que volver a hacer el examen, porque el bebé puede estar mal colocado.
Entre 20 y 24 SA	La consulta del 5° mes	Esta cita se parece a la del 4° mes (verificación de la tensión, medida de la altura uterina…).	Coja cita para la consulta del 6° mes y otra en el dentista. ¡No olvide sus ecografías!
	Análisis biológico	Búsqueda de albúmina en las orinas, así como si fuera el caso: – una serología de la toxoplasmosis, – una búsqueda de aglutininas irregulares.	
Durante el 5° mes	Dentista	Examen, limpieza de sarro, caries: hay que pasar por el dentista.	
Durante el 6° mes	Consulta del 6° mes	Usted comienza a acostumbrarse. La consulta del 6° mes se desarrolla igual que las precedentes.	Coja cita para la visita del 7° mes
Entre 25 y 28 SA	Análisis biológico	Además del control habitual, su médico puede recomendarle: – una serología de las hepatitis C y B, – una numeración sanguínea para descartar la anemia.	
	Diagnóstico de diabetes gestacional	Recomendada la prueba de la glucosa, que se divide en: – la absorción de 75 g de glucosa, – dos análisis de sangre (una y dos horas más tarde).	Resulta poco agradable, descanse bien la noche anterior

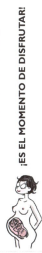

Pienso en mi proyecto de parto

Para estar segura de que la llegada al mundo de su hijo corresponda lo más posible a sus deseos, ¡comience a pensar desde ahora en su proyecto de nacimiento!

La cita que lo cambia todo: el control prenatal precoz

Durante el 4° mes de embarazo tendrá la posibilidad de realizar una cita prenatal precoz con su matrona. Si bien no es obligatoria, es primordial. El objetivo: permitirle apropiarse del nacimiento en lugar de sufrirlo. En esta ocasión, usted definirá con la matrona su recorrido del embarazo en función de su propia historia, de sus deseos y de sus posibilidades. Gracias a esta charla podrá analizar las primeras pistas de su proyecto de parto.

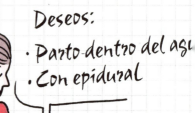

Deseos:
- Parto dentro del agua
- Con epidural

¿Qué es un buen proyecto de parto?

El proyecto de parto es todo lo que usted desea, o no, para su parto (y después). Para ser un éxito, sobre todo tiene que ser:
- realizado a tres bandas con su compañero y su matrona,
- el fruto de varios meses de reflexión (y no decidirlo en el último momento),
- y estar de acuerdo con el desarrollo de su embarazo Y también de la maternidad que usted ha elegido para parir.

¿Qué forma debe tener un proyecto de parto?

Puede realizarse por escrito y validarse antes del parto por el equipo médico o haber sido formulado oralmente. El futuro papá y la matrona serán garantía, el día D, de que se respeten sus deseos.

¡Ahora le toca a usted!

Anote aquí todo lo que usted desea para el parto de su hijo. Comparta y complete con su matrona a cada una de sus reuniones.

¿Cuáles son mis proyectos durante el embarazo? (Dejar el tabaco, práctica de la haptonomía…)	....

¿Cómo quiero dar a luz a mi hijo? (Nacimiento tan fisiológico como sea posible, poco medicalizado y lo más sereno posible…)	✎ ....
Lo que deseo durante el trabajo de parto (acceso a una bañera de pretrabajo, homeopatía, libertad de movimientos, posibilidad de comer y beber…)	✎ ....
¿Con quién quiero dar a luz?	✎ ....
¿Cuáles son las cosas que me crean preocupaciones?	✎ ....
Lo que deseo durante el parto (epidural o no, posibilidad de intentar diferentes posturas para parir, pausa del monitor fetal, corte tardío del cordón realizado por el padre…)	✎ ....
Lo que no deseo durante el parto: (aceleración del trabajo, que me pongan una sonda urinaria, tactos vaginales de repetición…)	✎ ....
Lo que deseo después de dar a luz (piel a piel indispensable, darle el pecho de inmediato, limpieza del bebé más tardía para aprovechar al máximo esos primeros instantes…)	✎ ....

¡ES EL MOMENTO DE DISFRUTAR!

Elijo la preparación al parto que más me conviene

Una buena preparación al parto debe permitirle obtener consejos sobre cómo se desarrolla, incluir el trabajo corporal, que sea practicado por una matrona y, sobre todo, que corresponda a sus anhelos. Nada mejor que un pequeño test para ayudarle a elegir en función de sus prioridades. Luego, tendrá que encontrar sesiones disponibles cerca de su hogar.

Para mi primer embarazo, busco un panorama completo del nacimiento…
– Sí (A)
– No (B, C, D, E, F, G, H)

Deseo que el futuro papá participe en la preparación
– Sí (A, B, E, G)
– No (C, D, F, H)

Quiero que mi preparación esté asumida (al menos en gran parte) por la Seguridad Social.
– Sí (A, C, G)
– No (B, D, E, F, H)

Quiero aprender a realizar los buenos gestos después del parto (amamantamiento, piel con piel…)
– Sí (A, C)
– No (B, D, E, F, G, H)

Espero que mi preparación me ayude a crear lazos sólidos con mi bebé
– Sí (B, E)
– No (A, C, D, F, G, H)

Sueño que esta preparación me permita calmar mis molestias de embarazo
– Sí (A, B, D, H)
– No (G, E, F, C)

Soy sensible a las prácticas energéticas…
– Sí (C, D, G, H)
– No (A, B, E, F)

Quiero prolongar mis sesiones en casa…
– Sí (B, C, D, E, G, H)
– No (A, F)

✏️ **¡Haga las cuentas!**

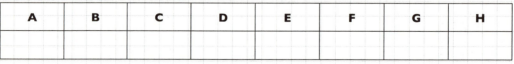

A	B	C	D	E	F	G	H

Una mayoría de A:
Adopte la preparación clásica

La preparación al parto clásica es ideal si está embarazada de su primer hijo. Su matrona le ayudará a comprender su cuerpo, le dará consejos para amamantar y para los cuidados del recién nacido. El futuro papá aprenderá también con usted los gestos para aliviar sus dolores… y la Seguridad Social asumirá las sesiones.

Una mayoría de B: *Pruebe la haptonomía*

La haptonomía le permite crear un lazo con el bebé *in utero*. Junto al futuro padre, aprenda a estimular al bebé por medio de la voz, la caricia, el tacto y esperar como respuesta sus movimientos. Lo mejor: centrándose en la relación con el bebé, aprenderá a gestionar lo cotidiano después del nacimiento.

Una mayoría de C: *Opte por la sofrología.*

La sofrología le da las claves para relajarse y gestionar el dolor. Guiada por la matrona, alcanzará un estado de calma enorme. Las sesiones permiten también hablar de amamantamiento, comprender el parto. Algunas de estas técnicas pueden ser asumidas por la Seguridad Social, infórmese. El futuro papá queda un poco al margen.

Una mayoría de D: *Elija el yoga prenatal*

Para comprender su cuerpo y gestionar su aliento, ¡apueste por el yoga! Mientras aprende a concentrarse y a encontrar las posturas que tranquilizan, esta práctica le permite mantenerse zen y tomar distancia. Lo malo: el papá no está invitado y las sesiones no abordan el tema del recién nacido.

Una mayoría de E:
Atrévase al canto prenatal

Gracias al canto, usted creará el primer lazo con el bebé, aprenderá a respirar y a identificar su perineo… ¡Cosa importante para el parto! Sin embargo, aun si el futuro papá la acompaña, le faltarán informaciones sobre el nacimiento. Piense en cantar mientras realiza otra preparación.

Una mayoría de F:
Elija la preparación en piscina

Ideal para comprender los cambios físicos del embarazo, esta preparación permite olvidar el peso, los problemas de sueño y otras molestias… Por el contrario, no hay consejos y no implica al papá.

Una mayoría de G:
Elija el método Bonapace

En compañía de su pareja, aprenda a «domar» el dolor apoyando sobre los puntos de acupresión o realizando ejercicios de focalización. Suave y relajante, pero poco practicado, esta preparación puede ser asumida por la Seguridad Social en ciertos casos.

Una mayoría de H:
Pruebe la hipno terapianatal

Este método permite que la futura mamá se hunda en un estado de relajación profunda, desbloquee sus angustias y visualice el trabajo. El futuro papá es invitado a la primera sesión de las cuatro. Prevea entrenarse a domicilio.

¿Cómo anunciar mi embarazo a mi jefe?

¿Su futuro bebé crece como un champiñón? ¡Ha llegado el momento de anunciar la gran noticia a su jefe! Hay que encontrar la buena manera de comunicar la llegada del bebé.

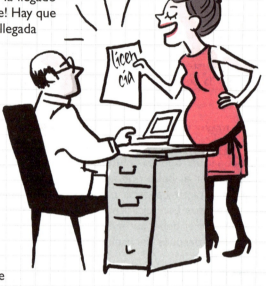

Elijo el buen momento...

La ley no le impone ningún plazo para realizar este anuncio, salvo para prevenir a su jefe ANTES del comienzo de «la baja por maternidad». Pero no espere a estar de 6 meses para hablarlo. El buen timing: tan pronto como sea posible, cuando hayan pasado los primeros tres meses.

... ¡y las buenas condiciones!

Pida una cita en el momento en que su jefe esté calmo (antes de un largo fin de semana, por ejemplo) y trate de evitar los grandes periodos de estrés.

Ensayo...

Prepare de antemano las preguntas que su jefe podría hacerle y prevea recordarle que usted cogerá las horas de las visitas médicas, como indica la ley.

¡Me mantengo zen!

Siempre habrá algún aguafiestas para protestar por una gran noticia. No intente justificarse. Usted tiene derecho a tener un hijo, la empresa no dejará de funcionar durante su ausencia.

Propongo mi ayuda

Si es necesario, propóngase para facilitar la transición. ¿Se impone contratar a otra persona? Usted puede pasarle algunos CV. ¿Habrá que organizarse internamente? Usted puede formar a un sustituto... ¡Después de todo, usted es un elemento clave del equipo!

La carta perfecta a dirigir a su empresa:
Para oficializar su embarazo, prepare para su empleador una carta recomendada que incluya:
— una pizca de informaciones legales para recordar la ley del Estatuto de los Trabajadores,
— una pizca de buen timing con la fecha del comienzo y final de su baja de maternidad y la fecha prevista de parto.
Meta todo esto en un sobre junto con una copia del certificado médico que afirma que usted está encinta.

¡Nuestra vida de pareja... esperando a ser tres!

Aun si el bebé aún no ha nacido, ya formáis un núcleo familiar. Su programa en este segundo trimestre: ocuparse del futuro padre y aprovechar sus últimas semanas en pareja.

Comunico con el bebé

El bebé está bien calentito en su vientre, ¡pero ya está preparado para intercambios con sus padres! ¡Usted debe actuar para estimularlos!

Practicamos la haptonomía

¿Por qué? En el marco de esta preparación al parto, el haptoterapeuta o la matrona le enseñará a asociar la palabra a las caricias y presiones sobre el vientre de la madre. Estimulado de esta manera, el feto se desplaza y consigue diferenciar la presencia de sus dos padres, por la fuerza de las presiones. A lo largo de las sesiones, se crea una relación de tres personas.

> **El testimonio de Romina**
> «Para mí, la haptonomía fue un milagro. El papá se sintió muy implicado y, cuando nació, la pequeña se calmó en cuanto mi marido le dijo su nombre. Como si ya se conocieran.»

Cantamos y le hablamos

> **El testimonio de Anaya**
> «Mi oficio es cantar. Mi bebé me oyó durante los 9 meses. A medida que pasaban las semanas, se movía más con las notas graves y se calmaba con las vocalizaciones. Durante el parto, los sonidos graves me ayudaron a gestionar las contracciones y el dolor. ¡Una verdadera ayuda!»

¿Por qué? Si bien el feto no percibe sonidos hasta el 5° mes, la piel permite transmitir las vibraciones de la voz a través del líquido amniótico. El bebé es particularmente sensible a los sonidos graves.

A los tres nos encanta la música

> **Testimonio de Graciela**
> «Me pasé el embarazo escuchando el *Carnaval de los animales* de Saint-Saëns. No sé si mi bebé conserva un recuerdo, pero hoy cuando lo escucha se calma enseguida.»

¿Por qué? El bebé siente todo lo que le procura cierto bienestar. Si la música la relaja, aprovéchela.

10 trucos de abuelas para conocer el sexo del bebé

Durante la ecografía morfológica le confirmarán (siempre que usted lo desee) el sexo del bebé. Pero mientras la espera, puede descubrir 10 métodos que empleaban nuestras abuelas para saber si será un niño o una niña. Pistas absurdas (pero divertidas), sin fundamento científico que evidentemente los especialistas rechazan de plano.

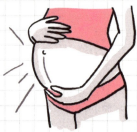

La forma de su vientre
- [ ] Es una niña si es ancho y bajo.
- [ ] Es un niño si es alto y en punta.

Su pilosidad…
- [ ] Es una niña si su pilosidad no es abundante.
- [ ] Es un niño si sus pelos crecen a gran velocidad.

Su piel
- [ ] Es una niña si usted tiene un nuevo acné (¡qué alegría!).
- [ ] Es un varón si su piel está seca.

El color de sus pezones…
- [ ] Es una niña si sus pezones conservan el mismo color.
- [ ] Es un niño si tienen un color más oscuro.

Sus idas al baño…
- [ ] Es una niña si las orinas son oscuras.
- [ ] Es un niño si sus orinas son claras.

Sus antojos…
- [ ] Es una niña si usted ansía postres azucarados y no quiere yogures.
- [ ] Es un niño si sueña con productos salados o lácteos.

Sus náuseas….
- [ ] Es una niña si se ha sentido mal durante el primer trimestre.
- [ ] Es un niño si no ha sentido náuseas.

Los latidos del corazón del bebé…
- [ ] Es una niña si el ritmo cardiaco de su bebé es superior a 140 pulsaciones por minuto.
- [ ] Es un niño si su ritmo está por debajo de esa cifra.

El aumento de peso del futuro papá
- [ ] Es una niña si su pareja conserva la línea.
- [ ] Es un niño si él engorda tanto como usted.

La luna…
- [ ] Es una niña si la concepción ha tenido lugar entre la luna nueva y la luna llena.
- [ ] Es un niño si lo ha concebido entre la luna llena y una luna nueva.

Haga las cuentas:

Niña	Niño

No olvide: no conocer el sexo del bebé puede ser también una maravillosa sorpresa.

¿Y si pilláramos unas vacaciones?

El segundo trimestre es el momento ideal para hacer una pequeña pausa de enamorados, antes de la llegada del bebé. ¿Pero cómo viajar y adónde ir? Guía de viaje para las futuras mamás turistas.

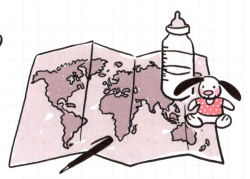

Avión, coche, tren, ¿freno o acelero?

Poco importa el destino, su medio de transporte tiene que estar adaptado a su estatus de futura mamá. Así, si piensa desplazarse en…

¿En coche? ¡Frene!

Los trayectos largos en coche están desaconsejados durante el embarazo. La razón, las aceleraciones y las frenadas pueden provocar contracciones. ¿No tiene otra solución? Vea a su médico, que le prescribirá un antiespasmódico. Póngase bien atado el cinturón de seguridad encima o debajo del vientre, y pida a su chófer que conduzca sin sacudidas. Habrá que hacer varias paradas para descansar.

¿En tren? ¡Acelere!

Con las aceleraciones uniformes y una velocidad estable, el tren es el medio de transporte ideal. Puede subirse con los ojos cerrados. Precauciones: si puede, es mejor usar el AVE y procure hidratarse durante el viaje.

¿En avión? ¡Frene!

El avión no presenta ningún riesgo en los trayectos cortos o medios, pero hay algunas reglas que se imponen para los trayectos de larga distancia. Tiene que beber mucho, tiene que levantarse cada dos horas como mínimo y tiene que utilizar pantys antivarices. El objetivo: evitar el riesgo de flebitis.

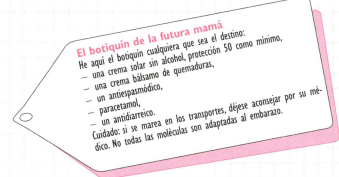

El botiquín de la futura mamá
He aquí el botiquín cualquiera que sea el destino:
— una crema solar sin alcohol, protección 50 como mínimo,
— una crema bálsamo de quemaduras,
— un antiespasmódico,
— paracetamol,
— un antidiarreico.
Cuidado: si se marea en los transportes, déjese aconsejar por su médico. No todas las moléculas son adaptadas al embarazo.

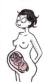

¡ES EL MOMENTO DE DISFRUTAR!

¿Dónde nos vamos, al mar, a la montaña, bajo los trópicos?

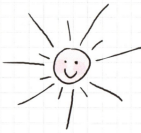

¿Sueña usted con sol y arena fina?

Los baños de mar están particularmente aconsejados para las futuras mamás que sufren de piernas pesadas. ¡Aproveche! Su destino: las aguas tranquilas para juguetear, lejos de las olas o las actividades náuticas que pueden provocar choques.

  Precauciones:

¡Cuidado con el sol! Debe utilizar siempre un sombrero de ala ancha y untarse bien con crema solar.

Los baños de mar pueden favorecer las micosis. No se olvide de llevar su tratamiento habitual.

¿Sueña usted con aire fresco y pastizales?

No hay contraindicación para una estadía en la montaña, siempre que descanse bien. Olvide las caminatas o el esquí. ¡Su objetivo es holgazanear!

 Precauciones:

Atención a las variaciones de altitud, desaconsejadas a las futuras mamás ¡No es el momento de hacerse la loca en la telesilla!

En altitud, el sol quema más fuerte de lo que parece. No olvide el sombrero y la crema solar.

¿Sueña con un lugar exótico?

¿Partir al fin del mundo cuando una está embarazada? Vale la pena reflexionar dos veces por la fatiga que ocasiona un largo viaje. Sin embargo, si quiere viajar a un país tropical a cualquier precio y su embarazo va bien, la mayoría de las vacunas aconsejadas a los viajeros no tienen contraindicaciones.

 Precauciones:

Llénese regularmente las piernas y los brazos de un repulsivo antimosquitos adaptado, ¡evitando el vientre!

No consuma agua si no está segura de su procedencia, incluso para lavarse los dientes. Y no olvide sus cápsulas para aseptizar el agua. Finalmente, úntese bien de crema solar.

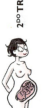

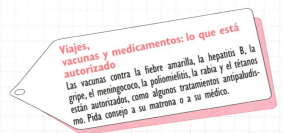

Viajes, vacunas y medicamentos: lo que está autorizado

Las vacunas contra la fiebre amarilla, la hepatitis B, la gripe, el meningococo, la poliomielitis, la rabia y el tétanos están autorizados, como algunos tratamientos antipaludismo. Pida consejo a su matrona o a su médico.

Sexo: ¡ha llegado el momento de recobrar el placer!

¡Terminadas las náuseas y las grandes fatigas del primer trimestre! Estas pocas semanas serán la ocasión de recuperar una sensualidad a tope… A condición de saber domar ese pequeño vientre cada vez más «molesto». Para darle un impulso a su sexualidad, descubra algunas posiciones muy adaptadas a ese momento del embarazo… ¡a adoptar según su forma y sus deseos!

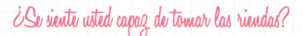

¿Se siente usted capaz de tomar las riendas?

La posición de Andrómaca

¿Cómo funciona? ¡Es un gran clásico! Usted se sentará encima de su compañero estirado en la cama, frente a él.

Es perfecto porque… Es usted quien da el tempo, mientras que su compañero puede aprovechar ¡sus magníficas curvas de mujer embarazada!

El columpio

¿Cómo funciona? En cuclillas sobre el hombre estirado, usted le da la espalda apoyándose sobre sus piernas o de lado a lado, sobre la cama.

Es perfecto porque… Su vientre está preservado de todo contacto directo. Usted impone el ritmo y deja curso libre a los fantasmas y a su imaginación. Una posición perfecta si tiene dificultades aún para asumir sus redondeces.

> **Testimonio de Elisa, 35 años, dos hijos: «No se obligue a nada en cuanto al sexo».**
> «En mi caso, la sexualidad del 2º trimestre, fue más bien electrocardiograma plano. Me sentía gorda, molesta por mi vientre y nada sexy… Todo cambió a partir del 6º mes: ya estaba de baja maternal y mucho más descansada, pero sobre todo me sentía "muy embarazada", lo que me quitó todos los complejos físicos. También tuve la suerte de tener un compañero que adoraba mi cuerpo de futura mamá. Resultado: fue el momento más "caliente" de mi embarazo. A veces, es mejor esperar un poco.»

La amazona

¿Cómo funciona? Usted se instala sobre las rodillas de su compañero sentado en una silla. Coloque las dos piernas del mismo lado como las amazonas de antes.

Es perfecto porque… No solamente su vientre no la molesta, sino que además la amazona permite un gran momento de complicidad y ternura acercando sus rostros al máximo.

¿Prefiere usted que él lleve la iniciativa?

La posición del yunque

¿Cómo funciona? Estirada sobre la espalda, apoye sus pies en los hombros de su compañero, arrodillado delante de usted.

Es perfecto porque... Usted se deja mecer por su compañero, que se ocupa de todo, y atenúa al mismo tiempo la sensación de piernas pesadas porque las levanta.

La posición del perro

¿Cómo funciona? ¡Otro gran clásico! Inclinada a 4 patas, deja que su querido y tierno compañero se coloque de rodillas detrás suyo y la sujete suavemente por la cintura.

Es perfecto porque... Evita cualquier sensación de compresión a nivel del vientre. Si se cansa, no dude en apoyarse en los codos.

La unión de una mariposa

¿Cómo funciona? Instálese sobre las rodillas de su pareja, sentada en la cama, delante de él. Pase las piernas por su cintura e inclínese hacia atrás para apoyarse en sus manos.

Es perfecto porque... Disfrutará de la mirada de su amante y aliviará su espalda, evitando todo contacto prolongado con su vientre.

> **Para más posiciones y fantasmas...**
> Cita en la página youtube del kamasutra y el embarazo: http://www.magicmaman.com/kamasutra-generateur-de-positions-sexuelles.htm

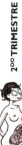

Capítulo 3
Me preparo para el parto

3er trimestre

¿Última línea recta antes de conocer a su bebé? Durante estos tres últimos meses todo se precipita.

Su bebé ocupa cada vez más lugar en su vientre y usted comienza a sentir los efectos: la espalda que tironea, las piernas pesadas… Mientras, unos nuevos malestares hacen su aparición. Pero como todos los problemas del embarazo que usted ha vivido hasta ahora, esas molestias no son una fatalidad. Algunos reflejos bien adaptados y un poco de paciencia le permitirán sortearlos, recuperar el bienestar y mantener la sonrisa.

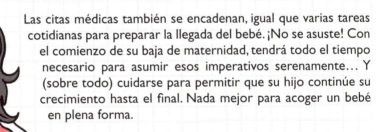

Las citas médicas también se encadenan, igual que varias tareas cotidianas para preparar la llegada del bebé. ¡No se asuste! Con el comienzo de su baja de maternidad, tendrá todo el tiempo necesario para asumir esos imperativos serenamente… Y (sobre todo) cuidarse para permitir que su hijo continúe su crecimiento hasta el final. Nada mejor para acoger un bebé en plena forma.

Cuando esté lista para el día D, solo le quedará ir a la maternidad, con la maleta en la mano y el futuro papá, seguramente loco de ansiedad, a su lado. Pero será como un juego de niños, ya lo verá…

¿Qué sucede dentro de mi cuerpo?

Su bebé ya está casi listo para mostrar la punta de su nariz... Es esencial que sepa cómo acogerlo desde sus primeros minutos de vida, después del parto.

¿Bebé, cómo eres?

El programa de su bebé para los próximas semanas: seguir creciendo, aumentar de peso y desarrollar sus órganos... sin olvidar ponerse en posición (con la cabeza hacia abajo) para el parto.

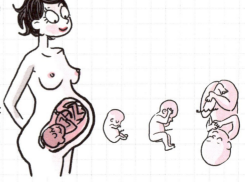

7º mes: el bebé se manifiesta

Su bebé es como un pescadito en el agua... Tiene espacio suficiente para moverse y reacciona a los estímulos. En este momento, oye perfectamente todos los sonidos más allá de los 60 decibelios y es sensible a sus caricias. También desarrolla su gusto, tragando líquido amniótico, y abre bien los ojos. Su peso pasa de 1 a 1,5 kg y crece de 32 a 38 cm. ¡Y le han crecido los pelitos y las uñas!

8º mes: el bebé se prepara para salir

A principios de este mes el bebé pesa alrededor de 1,7 kg y mide 40 cm. Cuatro semanas más tarde, alcanza 2,3 kilos y 43 cm. Gran acontecimiento de ese 8º mes (entre la mayoría de las futuras mamás): el bebe gira la cabeza hacia abajo. ¿Aún no lo ha sentido? Tranquila, si los bebés quedan con la «cabeza hacia arriba» son más susceptibles de nacer «de nalgas», pero no siempre esto es incompatible con un parto por vías naturales.

9ª mes: comienza la cuenta atrás

Su bebé aprovecha estas últimas semanas *in utero* para aumentar 200 g por semana y alcanzar 3,2 kg (y 50 cm). Desde la semana 38, se considera que el embarazo ha llegado a término: los pulmones le permiten una respiración autónoma al aire libre. Si sigue ahí dentro, bien calentito, es porque su cerebro y sus pulmones siguen creciendo para llegar a su maduración. ¿Apenas si lo siente moverse? Normal, el bebé tiene muy poco espacio en el útero. ¡Él también está impaciente por salir!

Deseos:
- Parto dentro del agua
- Con epidural

¿Epidural o no?

Aproximadamente un mes antes del nacimiento, usted deberá pasar un análisis (obligatorio) con un anestesista. Será el momento de abordar el espinoso tema de la epidural. ¿Hay que pedirla? ¿Cuáles son las alternativas? Algunas pistas de reflexión con los consejos del especialista.

La epidural
La opinión del especialista, Dr. Gilles Dauptain, ginecólogo

Usted ha tomado una decisión sobre la analgesia y, salvo en caso de urgencia, el equipo médico está obligado a respetar su decisión. Hoy, nueve mujeres sobre 10 piden la epidural, que está muy perfeccionada: inhibe el dolor pero no la motricidad de los músculos pelvianos. Resultado, se recurre mucho menos a los fórceps o a las ventosas que antes.
Sin embargo, la epidural puede provocar algunos inconvenientes. Anestesiando la parte inferior del cuerpo, obliga a la futura mamá a mantenerse acostada. Y tiene riesgo de efectos secundarios (sin gravedad) como la lateralización de la analgesia (la anestesia solo se difunde de un lado del cuerpo) o traumatismo en la duramadre. Esos dolores de cabeza muy intensos que felizmente se curan con facilidad.

¿Y si usted probara otra cosa que la epidural?

Aparte de la epidural, existen otras soluciones para calmar los dolores del parto, como la hipnosis, la acupuntura o incluso la morfina PCA (analgesia controlada por el paciente) o el gas analgésico (que se autoadministra la mamá). Desdichadamente, no todas las maternidades proponen estos sistemas. ¡Infórmese rápidamente!

El testimonio de Karina, 29 años: «Mi parto sin epidural»

«Para mi segundo bebé, quise parir sin epidural. Si bien lo conseguí al principio, luego fue más complicado. Justo antes de sentir que tenía que empujar, creí que me moría de dolor. Luego, comprendí que mi bebé ya llegaba. Fue mágico: con tres respiraciones, pasó la cabeza. Después del parto estaba agotada pero muy orgullosa de mí misma.»

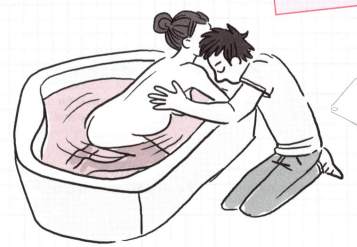

Para mayor información sobre los diferentes tipos de analgésicos: http://madreshoy.com/terapias-alternativas-de-control-del-dolor-en-el-parto/

ME PREPARO PARA EL PARTO

¡Cuido nuestra salud!

Última línea recta y últimas precauciones para su salud y la de su bebé. Si bien su alimentación necesitará algunos ajustes con relación a los meses precedentes, también tendrá que adquirir nuevas costumbres para el reposo... y descubrir ¡su perineo!

Los 10 mandamientos para que el bebé se mantenga bien cómodo

Este último trimestre de embarazo no se pueden hacer locuras. Para que su pequeño querubín aproveche las últimas semanas para crecer tranquilamente en el útero, deberá modificar (aún más) su modo de vida en calma y aplicar religiosamente algunos preceptos.

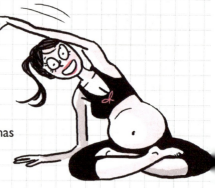

Pecaré de exceso de holgazanería

¡Quedan apenas tres meses (o menos) para la llegada del (divino) hijo! Es hora (más que nunca) de frenar para evitar parir antes de tiempo. Su nuevo credo: «¡Solo hago lo que hace falta en el trabajo Y en casa!»

Rogaré a mis padres, a mis amigas y a mi compañero que tomen el relevo

Acuda a sus allegados para desprenderse de una parte de sus tareas cotidianas. ¿Buscar a los mayores en la escuela? ¡Que vayan los abuelos! ¿Llenar la nevera? ¡Que se ocupe su amado!

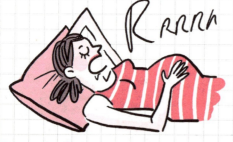

Me dejaré tentar por la siesta

Una vez pasada la fatiga del primer trimestre, ¿ha renunciado a la siesta? Es el momento de recuperarla, sobre todo si tiene noches difíciles porque el vientre invasor le molesta. Microsiesta durante la semana y maxisiesta el fin de semana: ¡cualquier forma de reposo es buena!

Repudiaré a mis colegas (tóxicos)

El estrés está tan contraindicado como la fatiga para vivir un embarazo sereno hasta el final. Vigile para preservarse al máximo, especialmente en el trabajo, donde las tensiones y los chismorreos no le aportarán nada bueno.

No haré votos de abstinencia (cuando se trate de comunicar)

Las tensiones dentro de la pareja pueden alimentar ese mal estrés. No deje que se instale la incomunicación, no dude en proponer diálogo. Su compañero también puede necesitar que lo tranquilicen un poco.

Mantendré la fe (en mi capacidad de estar a la altura)

Existen dos tipos de estrés, el externo y el que nos imponemos nosotros mismos… Por eso es importante saber domar sus aprensiones. ¿Voy a ser una buena madre, conciliaré mi vida de pareja y la vida de familia? Es el momento de usar y abusar del sistema Coué. Si siente que la tensión sube, hable con su matrona.

Meditaré

Sofrología, yoga prenatal… existen muchas disciplinas energéticas puestas en práctica específicamente para las futuras madres. Si reconoce que tiene dificultades para gestionar sus angustias, ¡es el momento de utilizarlas!

Confesaré que me siento cansada

Su baja materna debería permitirle obtener el reposo necesario para terminar su embarazo con calma. Pero si se siente (demasiado) cansada, hable con su médico. Eventualmente podría prescribirle una baja patológica (ver página 70).

Estaré a la escucha de mi útero

¿Ha sentido una contracción? ¡No se asuste! Probablemente no es la primera ni será la última. Vigile de todas maneras y comience a contar:

¿Ha tenido al menos 10 contracciones en 24 horas? Es perfectamente normal.

Si ha tenido más de 10 contracciones en 24 horas ha llegado el momento de hablar con un profesional…

Escucharé piadosamente al equipo que me rodea

Todas las futuras mamás no son iguales frente a una amenaza de parto prematuro. Si usted ha vivido un embarazo riesgoso (malformación uterina, dilatación del cuello…) es esencial seguir al pie de la letra las recomendaciones de su matrona o de su ginecólogo. Si le aconsejan quedarse en la cama, ¡hágalo!

4 ejercicios para estar en forma hasta el final

¿El yoga no le interesa, dado su estado? Desengáñese. Inspirándose en estos 4 ejercicios que le mostramos ahora, simples y eficaces, podrá sentirse mucho mejor. Vamos, déjese tentar…

1. La torsión en espiral

¿Cómo hacerlo? Estirada sobre la espalda, con las rodillas dobladas y los pies paralelos, coloque las manos a los lados de su cuerpo. Inspire y espire, levante las rodillas hacia usted antes de llevarlas hacia la izquierda. Coloque el brazo izquierdo, apoyado sobre el codo, bajo las rodillas para mantenerlas y gire la cabeza hacia la derecha. Respire tres veces y lleve las rodillas hacia el pecho. Repita el ejercicio del otro lado.

¿Para qué? Para masajear su estómago y evitar el estreñimiento. ¡Es mágico!

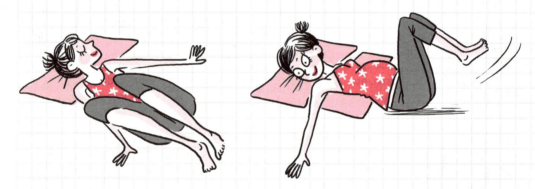

2. Acunar al niño

¿Cómo hacerlo? Sentada sobre un cojín, con la espalda recta, coloque la planta de los pies una contra otra antes de llevarlas hacia usted. Inclínese hacia delante para que los antebrazos reposen sobre las pantorrillas. Respire a fondo y colúmpiese hacia la derecha. Apoyando su rodilla, su codo favorecerá la apertura total de la cadera derecha. Con un pequeño impulso, muévase hacia el lado opuesto para que el codo izquierdo haga presión sobre la rodilla izquierda. Repita el movimiento 10 veces de cada lado. Es un ejercicio recomendado al final del 2° trimestre y al comienzo del 3er trimestre.

¿Para qué? Para tonificar los abductores y las nalgas. También masajea suavemente sus caderas… y mece al bebé al mismo tiempo.

3. Media mariposa

¿Cómo hacerlo? Sentada con las piernas extendidas, doble la pierna derecha y coloque el pie derecho sobre (o al lado) de su muslo izquierdo. Coloque la mano derecha sobre la rodilla plegada y la mano izquierda sobre el pie derecho. Inspire a fondo y mueva la rodilla doblada de arriba abajo, ejerciendo pequeñas presiones. Repita el ejercicio con la otra pierna.

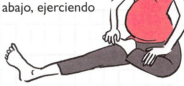

¿Para qué? Para estirar los músculos de las piernas, desbloquear las articulaciones de la cadera y de las rodillas y preparar su pelvis para el nacimiento.

4. El yoga nidra

¿Cómo hacerlo? Estírese sobre la espalda con las manos y las piernas ligeramente separadas. Cierre los ojos y concéntrese sobre cada parte de su cuerpo respirando con calma. Enumere mentalmente cada parte de su mano derecha (pulgar, índice, palma, etc.), luego de sus brazos, hombro, costado, cadera, hasta el pie, dedos incluidos. Luego, a partir de la mano izquierda, realice el mismo ejercicio de visualización al nivel de la espalda (hombro, omóplato, columna, nalga derecha…). Termine concentrándose sobre la cabeza, el torso y el vientre.

> **Estrés y embarazo, ¿cuáles son los riesgos?**
> **La opinión del especialista, Dr. Dauptain, ginecólogo**
> Es imposible conocer verdaderamente el impacto del estrés en el embarazo, porque el estrés aparece frente a ciertas obligaciones (trabajo, medio) difíciles de evaluar. Por el contrario, sabemos que puede favorecer la liberación de algunas sustancias como la serotonina o la adrenalina, que tienen efecto sobre el bebé… ¡Por eso más vale prevenir y cuidarse con actividades relajantes!

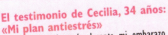

¿Para qué? Para relajarse profundamente, evacuar el estrés del día y comenzar la noche con tranquilidad.

> **El testimonio de Cecilia, 34 años: «Mi plan antiestrés»**
> «Para aliviar el estrés durante mi embarazo, encontré dos soluciones: el Pilates prenatal y sobre todo un rito antiestrés nocturno. Un buen baño (no demasiado caliente) y 20 minutos de masaje realizado por el futuro papá, alternando las diferentes partes del cuerpo (los pies un día, las piernas al día siguiente). Y dormí como un bebé hasta el día del parto.»

Mis comidas ideales del 3er trimestre

Sus necesidades nutricionales tienen que ser ahora más importantes… pero hay que evitar las carencias o coger demasiados kilos. Su objetivo: comer entre 2.200 y 2.500 kcal por día, privilegiar los glúcidos, los alimentos ricos en calcio y vitamina D. He aquí algunos menús para acompañarla en función de las temporadas… (siempre que usted no sufra diabetes gestacional).

Su menú primavera/verano

Comidas	Calorías	Comidas	Calorías
Desayuno		**Colación**	
– 1 bebida caliente no azucarada. – 100 g de compota de manzanas sin azúcar añadido. – 30 g de muesli con frutos secos + queso blanco a 20% MG.	0 70 205 o sea 275 kcal	– 2 tostadas – 1 porción de queso Comté	80 110 o sea 190 kcal
Tentempié		**Cena**	
– 1 plátano – 100 g de yogur bebible aromatizado (vainilla)	80 80 o sea 160 kcal	– ½ melón – 120 g de salmonetes cocidos – Pisto – Arroz blanco – 2 bolas de helado de yogur	100 93 140 76 144 o sea 553 kcal
Comida		**Materias grasas y azúcares (a repartir a lo largo del día)**	
– 1 gran vaso de gazpacho – Ensalada variada (250g) – 2 rebanadas de pan completo + 1 queso fresco – 1 yogur azucarado	94 200 224 94 o sea 612 kcal	– 3 cucharadas soperas de aceite de oliva – 3 cucharadas de azúcar	350 80 o sea 430 kcal
		Total	**2.220 kcal**

Su menú otoño/invierno

Comidas	Calorías	Comidas	Calorías
Desayuno		**Colación**	
– 1 bebida caliente no azucarada – 1 pomelo – 30 g de muesli con frutos secos + queso blanco a 20% de MG	0 80 205 o sea 285 kcal	– 1 chocolate caliente light (cacao no graso + leche descremada) – 1 porción de Emmental – 1 rebanada de pan completo	110 112 94 o sea 316 kcal

Comidas	Calorías
Tentempié	
– 1 rebanada de pan de brioche natural – 1 manzana	169 52 o sea 221 kcal
Comida	
– 150 g de zanahorias ralladas – 1 parte de tarta de puerros y champiñones – 1 ensalada de canónigos – 1 rebanada de pan completo – 2 mandarinas	63 225 28 94 94 o sea 504 kcal

Comidas	Calorías
Cena	
– 1 bol de sopa de calabaza con queso blanco – Hamburguesa (100 g) – 100 g de puré de patatas – 1 yogur desnatado azucarado	120 221 90 94 o sea 525 kcal
Materias grasas y azúcares (a repartir a lo largo del día)	
– 3 cucharadas soperas de aceite de oliva – 3 cucharadas de azúcar	350 80 o sea 430 kcal

Total 2.281 kcal

Recetas que hacen bien

Gazpacho hecho en casa
(para 2 personas y 2 comidas)

Corte en trozos 800 g de tomates pelados, ½ pepino, ½ pimiento rojo, 1 cebolla y 1 diente de ajo y pase por la batidora con 15 cl de agua.
Añada una pizca de azúcar, sal y pimienta, así como dos cucharadas de aceite de oliva. Conserve en la nevera unas horas antes de servir.

Tarta de puerros y champiñones
(para 3 o 4 personas)

Corte 1 cebolla, 3 puerros y 250 g de champiñones.
Saltee en una sartén con un diente de ajo aplastado y un poco de tomillo.
Mientras tanto, bata en un bol dos huevos, 50 g de queso rallado y un vaso de leche semidescremada. Mezcle ambas preparaciones, salpimiente.
Extienda una masa para tarta en una fuente, pinche con un tenedor y deposite la mezcla anterior por encima. Cocine al horno durante 45 minutos a 220 °C.

¡Atención a las carencias!
Algunas futuras mamás desarrollan carencias en vitamina D y en hierro durante el 3er trimestre. Su médico juzgará si debe prescribirle un complemento oral antes del nacimiento, pero usted puede favorecer algunos productos en su alimentación cotidiana.
Para la vitamina D apueste por los pescados (arenques, sardinas, caballas, truchas, salmones, salmonetes) frescos o en conserva. En cuanto al hierro, no desdeñe el cerdo ni el cordero (siempre bien cocidos), las judías blancas, los cereales y las espinacas.

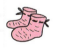

¡Adiós a las molestias!

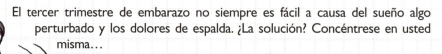

El tercer trimestre de embarazo no siempre es fácil a causa del sueño algo perturbado y los dolores de espalda. ¿La solución? Concéntrese en usted misma...

Dolor de espalda, piernas pesadas... ¡adopte estos buenos consejos!

¿Se despierta por la noche con calambres y tiene la espalda destrozada? Algunos consejos simples que pueden aliviarla.

Termino con los (malditos) calambres

¿Por qué? Falta de magnesio y calcio + aumento de peso = aparición de calambres.
¿Qué hacer? Apueste por los yogures y el brócoli por el **calcio** y los plátanos y los cereales por el **magnesio** y beba al menos 1,5 litros de agua por día. Si fuera necesario, su médico le recetará un complemento de magnesio.
Su reflejo anticrisis: estire el músculo o pídale al futuro papá que le haga un masaje de la zona dolorida de abajo hacia arriba.

Alivio mis piernas que pesan una tonelada

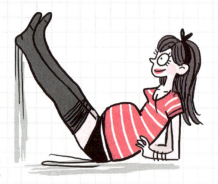

¿Por qué? Al crecer, el bebé comprime la pelvis donde se sitúan los vasos sanguíneos de los miembros inferiores.
¿Qué hacer? Por la mañana, póngase medias de contención (reembolsadas por la Seguridad Social), evite la ropa demasiado ceñida y los tacones. En el despacho, no se quede sentada demasiado tiempo. Durante la noche, en su cama, mantenga las piernas ligeramente levantadas. Y no dude en caminar o ir a la piscina.
Su reflejo anticrisis: estírese sobre la espalda, con las piernas hacia arriba. Alterne movimientos de punta y flexiones de pies, en 2 o 3 series de 10 movimientos.

Aliviar la espalda

¿Por qué? Al volverse prominente, el vientre acentúa la curvatura de la espalda. Casi siempre e inevitablemente aparecen los dolores.
¿Qué hacer? Corra a las sesiones de preparación al parto para aprender a controlar su postura (vientre «hacia adentro» y pubis hacia delante). También regálese una sesión semanal de natación de espaldas y utilice un cinturón de embarazo.
Su reflejo anticrisis: visite a un especialista en acupuntura o un osteópata.

¡Me atrevo a hacerme un masaje del perineo!

¿Masaje a su perineo? ¡Ni siquiera tenía idea de que fuera posible! Sin embargo, desde el 8º mes de embarazo, ese gesto está bien aconsejado para facilitar el trabajo durante el parto…

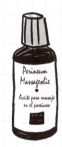

> **Preparar el perineo para el parto**
> **La opinión de la especialista, Sophie Guillaume, matrona.**
> «Usted se dirá, "¿por qué imponerme esto?"… Hay que saber que el perineo será puesto a prueba durante el parto. Masajearlo a partir del 8º mes o del 9º, cuando las hormonas están bien impregnadas a nivel de los músculos, permite suavizarlo y favorece el trabajo de expulsión. Resultado: los riesgos de desgarro y de episiotomía son mucho menores. A buen entendedor…»

Antes de comenzar, me pongo en buenas condiciones

- Tenga siempre las manos bien limpias y las uñas cortas.
- Encuentre la buena posición. Sentada en su cama, de pie, con un pie en una silla… Lo esencial es sentirse cómoda.
- Invierta algunos euros en un aceite de masaje apropiado. Los aceites de borraja o de almendras dulces pueden ser perfectos.

> ¡Cuidado! No realice estos masajes si sufre una infección vaginal, hemorroides o varices vulgares.

Y luego… ¿cómo hago?

Extienda el aceite en la zona entre la vagina y el ano.
Coloque su pulgar a la entrada de la vagina, el índice y el corazón en la zona entre la vulva y el ano.
Realice presiones y estiramientos en «U» en toda esta zona. No necesita demasiado tiempo: 2 a 3 minutos por día hasta el día del parto bastan ampliamente.

¡Ufff, me parece muy complicado!

¿Un poco perdida frente a esta zona que usted hubiera seguido ignorando? Su matrona le explicará los secretos del masaje del perineo durante la preparación al parto. No dude en preguntarle todo lo que la hace dudar.

ME PREPARO PARA EL PARTO

¿Dormir? ¡Misión imposible!

Entre el estrés por la llegada del bebé, las molestias del 3er trimestre y ese vientre que no deja de crecer e invadir su espacio, no es fácil dormir bien. Su misión, si usted acepta: encontrar la solución adaptada a su tipo de insomnio.

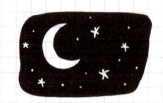

Siento que comienzo a angustiarme

¿Por qué? Miedo al parto, a no estar a la altura de su nuevo rol. Todas las futuras mamás pasan por ese momento.

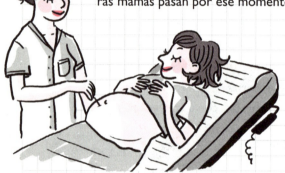

¿La solución? ¡Háblelo! Su matrona podrá ayudarla a desdramatizar el parto y tranquilizarla. Será también la mejor preparada para aconsejarle un método que le permita relajarse y tomar un poco de distancia (sofrología, yoga, etc.). ¡También tiene que saber que la acupuntura hace verdaderos milagros contra las angustias!

Tengo el estómago estragado

¿Por qué? Al final del embarazo, los ardores de estómago son más frecuentes porque el útero comprime el estómago, favoreciendo las subidas ácidas. Lo peor: esta acidez aparece sobre todo cuando está acostada.

¿La solución? Ahora ya lo sabe: el primer reflejo es fragmentar sus comidas, evitando los alimentos ácidos o muy especiados. También preste atención a no cenar justo antes de acostarse e, idealmente, a darse un paseo digestivo antes de meterse en la cama. Si la acidez persiste, piense en los protectores gástricos o la homeopatía (*Nux vómica*) que están autorizados durante el embarazo. No dude en hablar con su médico.

El bebé está de juerga y no deja de despertarme

¿Por qué? De noche usted es mucho más receptiva a los movimientos del bebé… que le recuerda que está allí (ver página 34).

➡️ **¿La solución?** ¡Esperar! Al crecer, el feto tendrá cada vez menos lugar para moverse y deberá despertarla menos. Si su pequeño(a) acróbata perturba demasiado sus noches, trate de recurrir a las plantas. Las soluciones con comprimidos de valeriana, pasionaria, etc., no están contraindicadas y pueden mejorar el sueño… igual que las tisanas, que por el contrario, la harán levantarse por la noche para ir al lavabo.

Mi espalda/o mi vientre me tironean

¿Por qué? Con su barriga, es difícil encontrar la buena postura para dormir bien, sobre todo si tiene la costumbre de dormir sobre el vientre.

➡️ **¿La solución?** Es el momento de invertir en un almohadón de amamantamiento del tipo de los cojines «Theraline®». El objetivo: podrá arrellanarse con comodidad, especialmente para su espalda. Es una compra que le servirá después del nacimiento. Coloque también un pequeño almohadón encima de su vientre y entre las piernas para evitar dolores de ligamentos.

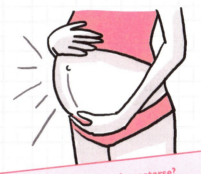

¿Cómo evitar los malestares al acostarse?
La opinión de la especialista, Sophie Guillaume, matrona

Durante el 3er trimestre, muchas futuras mamás tienen una sensación de malestar cuando se acuestan. Tienen calor, sienten picores y su pulso es más rápido. La explicación: cuando se está acostada, especialmente sobre la espalda, el útero comprime la aorta y la vena cava, bajando el retorno venoso. ¿Qué hacer? Acostarse sobre el lado izquierdo, simplemente.

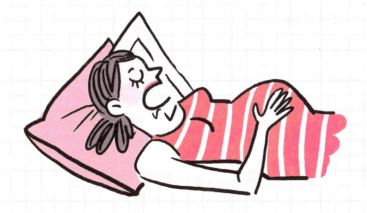

¡Me organizo!

¡Ahora ya no se puede procrastinar! Durante las últimas semanas, necesitará gestionar muchas cosas. ¡Desde sus análisis a la habitación del bebé, pasando por su baja maternal, tendrá que ganar esta carrera contra el tiempo!

No olvido mis citas médicas

Última línea recta para sus análisis médicos. Quedan una ecografía y algunas citas y pronto tendrá a su bebé entre los brazos.

Fecha	Análisis	¿Por qué?	Prever	Su cita
Durante el 7° mes **Entre 29 y 31 SA**	Consulta prenatal del 7° mes	Su matrona o su ginecólogo vigilará: – los movimientos del feto – su tensión – su altura uterina El objetivo es detectar algunos problemas específicos al tercer trimestre de embarazo como la hipertensión arterial o un retraso del crecimiento del bebé. Le podrán prescribir vitamina D si tiene carencias.	Coja directamente cita para la próxima consulta y su visita al anestesista.	
	Análisis biológico	Como todos los meses, se busca albúmina en las orinas así como un control de infecciones urinarias, si fuera necesario. Si usted es «toxonegativa» también se realizará una serología habitual.		
32 SA	La tercera ecografía	Durante este examen la ecografía verificará: – el crecimiento y la vitalidad del feto – si el bebé se presenta bien con la cabeza hacia abajo – Finalmente, la cantidad de líquido amniótico	Como de costumbre, evite la aplicación de crema hidratante en la barriga antes de la ecografía. Prevea que su bebé será menos visible porque habrá crecido demasiado para verlo entero en la pantalla.	

Durante el 8° mes **Entre 32 y 36 SA**	La consulta del 8° mes.	Aparte de los análisis habituales, su médico excluirá cualquier peligro de hipertensión arterial y discutirá con usted sobre las contracciones que haya sentido. También es el momento de evaluar las dimensiones de la pelvis, la suavidad de los tejidos al final del embarazo. Basándose en esta observación y su última ecografía, podrá evaluar si usted tendrá un parto por vía baja o por cesárea.	Lleve su dosier médico y las imágenes de las dos ecografías. Coja cita para la consulta del 9° mes.
	Análisis biológico	Además de los análisis normales, se puede realizar una búsqueda de anemia y del estreptococo B (muestra vaginal). El estreptococo no es peligroso para usted pero impone un tratamiento en el momento del parto para evitar la contaminación al bebé.	
Durante el 9° mes **A partir de 37 SA**	La consulta del 9° mes	Normalmente, es la última visita con la matrona o el ginecólogo antes del parto. Medición de la altura uterina, tensión, verificación de la postura del bebé y de los latidos de su corazón. Y, sobre todo, pronóstico para el parto… Se realizará también un tacto vaginal para hacer un chequeo del cuello del útero y de la pelvis, y evaluar dónde se sitúa la cabeza del bebé. Si su médico sospecha que el bebé se presenta de nalgas, podrá prescribir una nueva ecografía.	¿Tiene algunas preguntas sobre el parto? Es el momento de planteárlas.
Entre el 8° y el 9° mes	Cita con el anestesista	El anestesista le explicará cómo funciona la analgesia durante el parto y hará una evaluación de salud completa (preguntas y análisis clínico). Su objetivo: verificar sus antecedentes, sus alergias y contraindicaciones eventuales a la epidural. También aconsejará un análisis de sangre.	No deje de ir al anestesista aun si piensa parir sin epidural. Esa cita puede ser obligatoria y puede ser útil en cualquier caso. Haga el análisis de sangre rápidamente porque debe realizarlo el mes anterior al parto.

ME PREPARO PARA EL PARTO

Abecedario de la baja maternal perfecta

Usted se imagina ya con un chocolate caliente en la mano y el mando a distancia en la otra... ¡Quizás, pero durante la «baja maternal» hay que descansar y también hay muchos detalles que no debe olvidar...

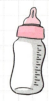

A de «Amamantar»

Durante su baja maternal usted debe pensar en el amamantamiento, aunque ya haya abordado el tema durante las sesiones de preparación al parto. Si se ocupa ahora, se evitará muchas preguntas existenciales después del nacimiento (¿biberón rosa o azul? ¿por qué hay tantas marcas de leche para bebés?).

B de «Baby shower»

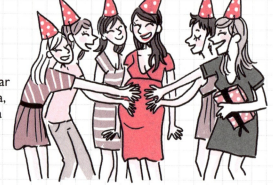

Le hará bien reunir a sus amigas para celebrar el nacimiento del bebé. Pero quien dice fiesta, no dice agotamiento. Confíe la organización a alguna de sus allegadas y aproveche la fiesta como una princesa.

B de «Baja de paternidad»

Su compañero puede disfrutar a 11 a 18 días de reposo en calma por su baja de paternidad. Para esto debe prevenir a su empleador al menos un mes antes del comienzo de la baja. Si prevé pasar los primeros días del bebé con usted, deberá mandar su correo durante su 8° o 9° mes de embarazo.

D de «Despensas»

Haga unas compras grandes para que no le falte nada cuando vuelva de la maternidad. Pañales, cremas para el bebé, congelados... Es el momento de hacer la «hormiguita» (y no la cigarra) llenando la nevera y los armarios de la cocina.

D de «Dosier para la maternidad»

¡Ufff, aún más papeleos! ¡Pues sí! No dude en preparar una carpeta para evitar olvidarse del certificado X o un análisis Y el día D. (Ver página 89.)

E como «Esteticista» (y peluquero)

Cuando el bebé llegue tendrá poco tiempo para usted (y los pelos crecen a gran velocidad). Aproveche la calma antes de la tempestad para ofrecerse un momento de bienestar. Programa: peluquería, depilación, masaje, limpieza de cutis...

L de «Lista de nacimientos»

Para evitar hundirse en una montaña de peluches y permitirle estar bien equipada los primeros meses del bebé, piense en hacer una lista de nacimiento. Como una lista de casamiento, permite que sus allegados sepan qué le falta y comprarle un regalo útil (¡o no!) que usted seguramente desea. Puede hacerlo en pocos minutos en alguna de las páginas web de las marcas de puericultura más conocidas.

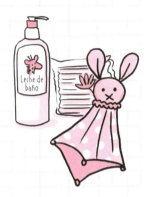

M de «Modulación de la baja maternal»

En total se puede tomar 16 semanas de descanso, en las que seguirá cobrando su sueldo, si trabaja (o el paro, si lo está cobrando). Este tiempo de baja puede combinarse de varias formas y también podrá hacer combinaciones con su pareja para compartir los cuidados a su bebé. La ley establece una serie de opciones para tomar los días de permiso, pero en cualquiera de ellas, la madre tiene que tomar obligatoriamente las seis semanas después del parto. Con esta medida se intenta que la mamá se recupere físicamente tras dar a luz.

N de «Niñeras»

Si desea que una asistente materna o una niñera a domicilio cuide de su bebé comience a pensar en el reclutamiento durante el embarazo. Sobre todo si quiere recurrir a un método de guardia que implicaría que usted encuentre a la niñera y a la familia (ideal) que repartirá los cuidados con usted. Puede buscar en las páginas como esta: http://www.canguroencasa.com/Canguros.xsql?gclid=CNK8w66Vp8wCFcWVGwodeCQB5Q.

P de «Participaciones»

Evidentemente, también puede hacer su anuncio después del nacimiento, pero hay algunas cosas que pueden prepararse antes. Vea con quién quiere hacerlo, ponga al día su agenda, piense en los modelos que le gustan: así ya tendrá hecho gran parte del trabajo.

P de «Pediatra»

Las citas con el pediatra se encadenarán rápidamente. Busque el buen médico a partir de ahora y haga una primera cita en su consultorio.

R de «Reconocimiento anticipado del bebé»

¿Usted no está casada? Su compañero deberá reconocer al niño en el Registro Civil para establecer la filiación. Más información: http://www.guiainfantil.com/1476/tramites-burocraticos-tras-la-llegada-del-bebe-i.html

S de «Siestas»

Pronto las siestas a voluntad, ese tiempo tan tranquilo, quedarán detrás suyo. Trate de descansar a lo largo de su baja prenatal y fíjese como objetivo tachar una o dos tareas de su listado cada día.

T de «Tests» (del material de puericultura)

Tendrá que invertir en una gran cantidad de objetos para el bebé. La complejidad de los prospectos harían soñar a un astrofísico: domine todo el material antes de la llegada del principal interesado. Instale y desinstale la sillita para el coche del bebé, ate y desate el portabebé... Al final, nos lo agradecerá...

V de «Visita de la maternidad»

Tómese el tiempo para visitar el establecimiento que la acogerá. Si algunos hospitales prevén una visita de las salas de parto en el marco de la preparación al parto, esto no siempre es sistemático. Pídaselo a su matrona.

> **¿Qué es la baja patológica?**
> Como su nombre lo indica, la baja por enfermedad la decide el médico en caso de patología durante el embarazo. Si fuera necesario, el médico podrá prescribir
> — dos semanas de reposo suplementario antes del comienzo de su baja de maternidad (también puede recomendarlo la matrona),
> — hasta 4 semanas de baja después de su baja postnatal.
> ¿No se encuentra bien? No dude en hablar con sus especialistas.

Preparo la habitación del bebé...

Para ayudarla a amueblar la habitación del bebé, tenga un buen plan antes de comenzar...

> **¡Apueste siempre por la seguridad!**
> En las recomendaciones para dormir, la asociación americana de pediatría recomienda a los padres no utilizar las chichoneras o protectores de cuna para evitar la muerte súbita del recién nacido. (www.aap.org)

El rincón para la noche

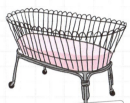

Comprar (o recuperar)
Una cuna con barrotes / un colchón / un móvil simple...

¿Cómo me organizo?
Coloque la cuna frente a la puerta para que el bebé pueda verla entrar y compre un colchón de espuma de goma del tamaño exacto de la cuna. Cuidado: no cargue la decoración. El rincón de dormir tiene que ser simple para garantizar al bebé unas noches tranquilas.

> **Astucia**
> La compra de un moisés no es útil. Invierta en una cama con barrotes.

El rincón para amamantar o para mimarlo

Comprar (o recuperar)
Un sillón / un cojín para amamantar / una pequeña lámpara...

¿Cómo me organizo?
Instale un sillón, del cual se pueda levantar con facilidad y una pequeña mesa para poner chupetes, pañales & compañía. Piense también en una suave luz para guiarse en la oscuridad sin perturbar al bebé.

> **El truco:**
> ¡Ponga alfombras! Cuando consiga dormir al bebé no tendrá ganas de que el ruido del parquet arruine sus esfuerzos.

El rincón para cambiarlo

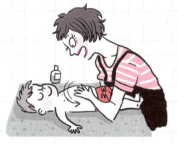

Comprar (o recuperar)
Una mesa para cambiarlo / una pequeña cómoda o un guardarropa.

¿Cómo me organizo?
Elija una mesa para cambiarlo, que tenga protecciones laterales de gran estabilidad, con cajones y la indicación «conforme a las exigencias de seguridad». Instálala entre dos paredes en un rincón y ponga una cómoda al lado. El objetivo: evitar cualquier riesgo de caídas.

> **El truco:**
> Si no tiene bastante lugar, puede invertir en un colchón para cambiarlo, siempre que lo utilice sobre un soporte bien seguro.

Preparo mi maleta para la maternidad

¿Preparar la maleta para la maternidad es fácil? No del todo. Para no olvidar nada, más vale organizarse con tiempo. Desde el 8° mes comience a reunir todo lo que necesitará. Listado de las cosas indispensables.

Para constituir su dosier a la llegada a la maternidad

- ✔ Su documento de identidad
- ✔ El carnet del embarazo
- ✔ Su dosier médico (ecografías, resultados de análisis, etc.)
- ✔ El reconocimiento anticipado o el libro de familia
- ✔ Su tarjeta de grupo sanguíneo
- ✔ Su tarjeta de la Seguridad Social y eventualmente de la mutua

> **¿Sabe usted lo que le darán en la maternidad?**
> *La opinión del especialista, Dr. Dauptain, ginecólogo*
> En las maternidades de los hospitales públicos teóricamente se puede venir sin nada. El hospital le dará todo lo que se necesita para la mamá y el bebé. Pero esto no le impide aportar sus propios efectos personales.

Para la sala de partos

- ✔ 1 camisón o una camiseta amplia
- ✔ 1 par de calcetines
- ✔ 1 jersey o una chaqueta
- ✔ 1 agua en aerosol
- ✔ Su lector MP3 y la música que le agrada

Para la estadía en la maternidad

- ✔ 3 o 4 camisones o pijamas (nada sexy, piense en la comodidad)
- ✔ 1 bata y un jersey para sus desplazamientos por los pasillos
- ✔ 2 toallas
- ✔ Algunas bragas bonitas
- ✔ 1 paquete de compresas higiénicas ultra absorbentes
- ✔ 1 neceser de baño
- ✔ Su teléfono y el cargador
- ✔ Una máquina de fotos
- ✔ Un buen libro (o algo para pasar el tiempo que seguramente no tenga)

Si usted piensa amamantar

- ✔ 2 sujetadores de amamantar
- ✔ Crema especial de amamantamiento de lanolina purificada
- ✔ Discos de lactancia de algodón

> **Testimonio de Ariana, mamá de Arturo, 10 meses: «No olvide llevar su merienda favorita»**
> «El trabajo de parto duró más de 20 horas... todo el tiempo en ayunas... Me quedé muy contenta cuando encontré mis galletas de naranja una vez instalada en mi habitación.»

Preparo la canastilla del bebé

El bebé también necesitará su panoplia del perfecto recién nacido para sus primeros días…

En la sala de partos

- ✔ 1 pijama
- ✔ 1 body
- ✔ 1 jersey
- ✔ 1 gorrito
- ✔ 1 par de calcetines
- ✔ 1 par de patucos

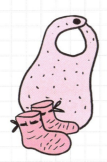

Para la estadía en la maternidad

- ✔ 6 bodys
- ✔ 6 pijamas
- ✔ 6 pares de calcetines
- ✔ 2 jerseys
- ✔ 6 toallas pequeñas (para el baño y para cambiarlo)
- ✔ 5 baberos
- ✔ 1 paquete de pañales (3-5 kg)
- ✔ 1 muda para salir
- ✔ 1 mantita
- ✔ 1 gorrito de lana

> **El truco de Miriam, mamá de María, 6 meses**
> «En su maleta, prepare una bolsa aparte que contenga todo lo que necesite para la sala de partos. No vale la pena trasladarse con la totalidad de las cosas.»

> **El truco de Aurelia, mamá de Martín, 18 meses**
> «Apueste por la ropa de 1 mes más que de nacimiento… Nunca se sabe: el bebé puede ser más grande de lo previsto.»

Para la salida (debe traerlo el padre el día D)

- ✔ El cochecito y su capazo
- ✔ Una manta o toquilla si hace frío.
- ✔ 1 silla de bebé si piensa volver en coche (o incluso en taxi porque no siempre están equipados.)

> **El truco de Clara, mamá de Silvia, 20 meses**
> «Deje en el armario toda la ropa para bebé que se pasa por la cabeza y prefiera los botones a presión. Más vale evitar los sudores fríos sobre todo cuando se trata del primer hijo.»

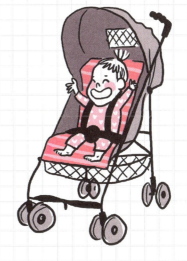

Nuestra vida de pareja... ¡esperando a ser tres!

¿Ponerse de acuerdo con el nombre del bebé y sentirse satisfecho con la vida sexual, junto al futuro papá angustiado? ¡Aunque no lo parezca, es posible!

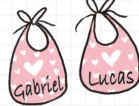

Nombres: ¿hemos elegido bien?

Bromeando, ¿han pensado en llamarlo Chewbacca, homenaje al papá, un fan de *Star Wars* o Jazmín/Violeta/Rosa porque a usted le gustan las flores? Por suerte lo han pensado mejor. ¿Pero han encontrado EL nombre ideal?

¿Entre los nombres que figuran en su lista están Emma, Lola, Andrea, Javier, Lucas o Gabriel…?
☐ Sí ☐ No

¿Han conseguido pronunciar el nombre futuro y el apellido sin estallar de risa o tartamudear…?
☐ Sí ☐ No

¿Han verificado que no hay ningún juego de palabras con las iniciales que llevará el niño?
☐ Sí ☐ No

¿Han pensado en los diminutivos (más o menos de buen gusto) que provendrían de su nombre?
☐ Sí ☐ No

¿Han pensado en un 2º, 3º y hasta 4º nombre del bebé?
☐ Sí ☐ No

¿El nombre que les gusta no puede confundirse con una marca de productos de limpieza o de alimentos para animales, un personaje de una serie o un modelo de coche?
☐ Sí ☐ No

¿Han escogido un nombre que se puede ortografiar fácilmente?
☐ Sí ☐ No

¿El nombre que piensan darle a su hijo existe o lo habéis inventado vosotros?
☐ Sí ☐ No

¿Al elegir el nombre del futuro bebé, han pensado en los nombres de sus hijos mayores?
☐ Sí ☐ No

¿Se imaginan al bebé como adulto y si su nombre seguiría siendo perfecto…?
☐ Sí ☐ No

¡Haga las cuentas!

Si	No

Una mayoría de sí: *¡Estáis en el buen camino!*

Parece que han encontrado el nombre perfecto para su hijo. Ni demasiado original ni demasiado complejo, así vuestro hijo no se cansará ni sufrirá. Tampoco se incline por la facilidad. Un bonito nombre poco habitual es también un orgullo y una hermosa historia que contar.

Una mayoría de no: *Quizás deben madurar su elección*

Un nombre es para siempre… y Dios sabe qué difícil es aceptar las burlas de los niños de la escuela, o deletrear su nombre a cada nuevo interlocutor o justificarse delante de un empleador… Vigile el por y el contra de su elección. Quizás basta revisar la ortografía de un nombre para hacerlo menos original. Su hijo se lo agradecerá.

¿Aún no habéis encontrado EL nombre ideal para su futuro hijo?

Llene el cuadro que sigue.

Los nombres preferidos de mamá	Los nombres preferidos de papá
……………………………………	……………………………………
……………………………………	……………………………………
……………………………………	……………………………………
……………………………………	……………………………………
……………………………………	……………………………………
……………………………………	……………………………………

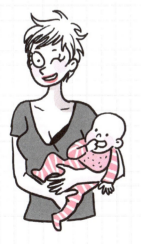

El hit de los nombres de 2014 en España
Para las niñas: Lucía, María, Paula, Daniela, Martina, Carla, Sara, Sofía, Valeria y Julia
Para los niños: Hugo, Daniel, Pablo, Alejandro, Álvaro, Adrián, David, Mario, Diego y Javier.

¡Seguimos haciendo el amor... hasta el final!

4 posturas para un maxiplacer

Para rugir de placer hasta la llegada del bebé, domine su vientre y sus pequeños malestares con estas posiciones adaptadas al tercer trimestre de embarazo.

La posición de la escuadra

¿Cómo funciona? Estirada sobre la espalda, con las piernas separadas, espere que su compañero se estire a su lado perpendicularmente a usted. ¡Enlácelo con su pierna y ya está!

Es perfecto porque… Al estar sobre su espalda, no tiene ningún problema con sus lumbares y su compañero está a su lado, y ninguno de los dos se sentirá molesto por su vientre que, ahora, admitámoslo, es un poco voluminoso.

La posición de la cuchara

¿Cómo funciona? ¡Es un clásico! Usted se acuesta sobre el lado y su compañero se coloca igualmente detrás suyo.

Es perfecto porque… La postura de la cuchara es fuente de gran placer y de complicidad, y muy fácil de mantener. Poco cansancio, mucha ternura: ¿qué más pedir?

La posición del vuelo de las gaviotas

¿Cómo funciona? Estírese en el borde de la cama con la parte de debajo de su espalda en la extremidad del colchón. Coloque sus pies apoyados en el suelo. Su compañero viene a posicionarse de rodillas justo delante suyo.

Es perfecto porque… Usted no debe hacer nada, aparte de gozar. El hombre se ocupa de todo, mientras que su espalda queda bien sostenida por el colchón.

La posición de la unión de la abeja

¿Cómo funciona? El hombre se sienta en el borde de la cama. Usted se sienta sobre sus rodillas, con la espalda hacia él.

Es perfecto porque… En esta posición, ningún peligro a sentirse molesta a causa de su vientre. Por el contrario, necesitará tomar las cosas en mano porque son sus movimientos los que la llevarán a obtener placer. ¡Reservado para los días en forma!

Hacer el amor sí, ¿pero hasta cuándo?

¡Hasta el final!… En fin, salvo si su médico ve una contraindicación. Mientras tenga ganas… ¡déjese ir!

¿Y si intentara el parto a la italiana?

Es un consejo que las mujeres con experiencia transmiten a las futuras mamás desde siempre: si está cansada de esperar al bebé, ¡haga el amor! La sexualidad podría favorecer el trabajo de parto. Pues sí, si creemos a los especialistas.

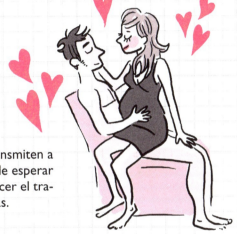

> **¿Hacer el amor para parir más rápido?**
> *La opinión del especialista, Dr. Gilles Dauptain, ginecólogo*
> Durante el parto, el personal médico utiliza una hormona, la prostaglandina, para madurar el cuello del útero si fuera necesario. Ese compuesto está presente en gran cantidad en el esperma. En contacto con el cuello del útero, puede favorecer el ablandamiento, la reducción del cuello y la aparición de pequeñas contracciones suplementarias, no desdeñables cuando se quiere parir verdaderamente. A buen entendedor…

Futuro papá angustiado: 3 consejos para tranquilizarlo

¿El futuro papá se angustia? ¡Podemos comprenderlo! Después de todo, su pequeño universo será alterado (de manera positiva, es evidente). Descubra rápidamente los pequeños trucos de quienes ya han pasado por eso… para calmar a su compañero…

¡Tiene miedo del parto!

«Hacia la mitad de mi embarazo, mi compañero comenzó a decirse que, en realidad, los hospitales no le gustaban. ¿Qué lo tranquilizó? Primero, la visita a la sala de partos y a la preparación del parto, gracias a las cuales comprendió que no se quedaría de brazos cruzados el día D. Nos dedicamos a hacer una lista detallada de preguntas para la matrona. Ese ejercicio juntos le mostró que yo también tenía miedos y le permitió relativizar los suyos.»
Eloísa, 25 años.

¡Tiene miedo de no estar a la altura como padre!

«Mi marido compartió pronto conmigo el miedo a no ser un buen padre con nuestro hijo. ¡Mi solución: responsabilizarlo al máximo! Le pedí que se ocupara de la inscripción en la guardería, de la compra del cochecito… También participó en un curso de charlas para futuros papás. Y aunque protestara, se dio cuenta de que, como tantos otros, era muy capaz de muchas cosas que no creía de antemano.»
Carolina, 32 años.

¡Tiene miedo de que el bebé interfiera en nuestra relación!

«De nuestro grupo de amigos fuimos los últimos en tomar la decisión. Y asistimos a disputas absurdas sobre los bebés…. Y esto angustiaba a Luis. Nuestra solución: aprovechar hasta el último momento de nuestras veladas prenatales para recargar las baterías amorosas. Hice una lista de nacimiento diferente, pidiendo como regalo horas de canguro y de limpieza. Resultado: nos ayudaron para ocuparse de la casa y nuestros allegados se turnaban para asegurar algunas salidas en pareja.»
Elisabeth, 41 años

Capítulo 4
El día del parto

¡Ya está! El momento tan esperado ha llegado… ¡por fin va a conocer a su bebé! Pero antes de tener a su pequeña maravilla entre los brazos, tendrá que vivir uno de los más increíbles acontecimientos de su vida: el parto…

Y como cualquier acontecimiento increíble, merece prepararlo bien para vivirlo con toda intensidad. Su misión para el final del embarazo: ¡evitar todas las malas sorpresas o pequeñas molestias que podrían oscurecer ese momento de felicidad absoluta!

Es el momento de analizar cuándo debe partir hacia la maternidad y las tareas que tiene que delegar en el papá durante su estadía en el hospital. También es el momento de desdramatizar el parto. Para conseguirlo (verdaderamente) trate de analizar sus últimas aprensiones que pueden producirse durante y después del nacimiento. Ciertamente, algunos detalles carecen de encanto, incluso no parecen muy alentadores, pero lo esencial es el resultado: el nacimiento tan esperado de su hijo.

Por eso, es el momento de iniciar esta última recta informada y preparada correctamente. ¡Ya lo verá, todo irá sobre ruedas!

Aprendo a descifrar mis contracciones

¡Antes de tiempo, no es el momento! Después, puede haber complicaciones. Así que cuando se trata del comienzo del trabajo de parto, más vale escuchar a su propio cuerpo. ¡Sin carreras inútiles! Entonces, ¿voy o no voy? Algunas cosas que pueden suceder:

Tengo contracciones irregulares pero ningún dolor: me quedo tranquilamente en casa

Son las falsas contracciones que ya conoció en el segundo trimestre, también llamadas «Braxton-Hicks»; son la prueba de que el útero trabaja pero no anuncian el parto inminente. ¿Cómo diferenciarlas de las contracciones del trabajo? Es fácil, estas no son dolorosas.

¡Oh, saltó el tapón mucoso! Me quedo en casa

Si usted constata que el tapón mucoso ha salido (¡un momento poético!) quédese tranquila. El cuello del útero se modifica, pero usted puede tardar una semana, o 10 días antes del parto.

¡He roto aguas! ¡Cierro la maleta y voy a la maternidad

Aun si usted no siente contracciones, corra a la maternidad. Cuando se rompen aguas el bebé deja de estar protegido contra las infecciones. Es el momento de que aparezca…

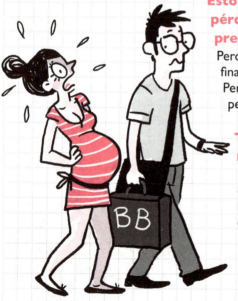

Estoy casi a término y tengo algunas pérdidas de sangre. A la maternidad (por precaución)

Pero sin correr locamente. Esas pérdidas de sangre al final del embarazo significan que el cuello se prepara. Pero el médico comprobará que la placenta sigue en perfecto estado. ¡Al hospital!

Tengo contracciones dolorosas cada vez menos soportables: go, go, go!

Hacia la SA 37 usted sentirá las primeras contracciones de trabajo. Debe esperar que ganen en regularidad y en intensidad. Debe partir a la maternidad cuando aparecen cada 10 y luego cada 5 minutos.

El bebé no llega: ¿cuáles son las soluciones?

Hace meses que usted espera y, en esta última línea recta, le gustaría que el bebé se apresure un poco. ¿Está decidida a darle un empujoncito a la naturaleza? Algunos métodos para provocar el trabajo de parto.

Hago una gran limpieza de primavera... o un partido de tenis

 ¡Mala idea!
La explicación del doctor Dauptain: «Muchas futuras madres tienen ese tipo de actitud algunos días antes del final... Pero agotarse con la limpieza, como con el deporte, no es una buena idea: el esfuerzo físico intenso no desencadena el trabajo sino que usted llegará agotada a la maternidad».

Me doy placer

 ¡Buena idea!
¡Fue con el placer que todo comenzó y con el placer todo puede terminar! Los pequeños soldaditos de su compañero —vamos, su esperma— favorecen a través de la prostaglandina (ver página 77) la maduración del cuello del útero. ¡Para parir, goce!

Ruego para que aparezca la luna llena

 ¡Mala idea!
Usted puede mirar el calendario, pero se quedará muy decepcionada. No existe ninguna prueba científica de que el ciclo de la luna influya en los nacimientos, como destaca el doctor Dauptain. De todas maneras, no hay ninguna contraindicación a que crea en ese mito... ¡un poco lunático!

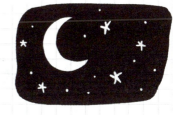

¡Me hago una tisana... no puede hacerme mal!

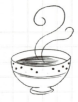

➤ ¡Mala idea!

En decocción, la salvia, como las hojas de frambuesa silvestre, facilitarían el trabajo. El problema es que presentan riesgos de efectos secundarios nada desdeñables. «La salvia es una pariente química de la "aspirina", que puede modificar la coagulación sanguínea e impedirle disfrutar de la epidural, como recuerda el doctor Dauptain.»

Apuesto por la homeopatía

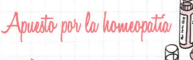

➤ ¡Buena idea!

Prescrita por un médico o una matrona que haya sido formado, la homeopatía puede acelerar la llegada de un bebé sin contraindicaciones y sin riesgos. Evidentemente, debe evitar la automedicación.

¡Apelo a las agujas!

➤ ¡Buena idea!

Estimulando algunos puntos, la acupuntura puede ser muy eficaz para provocar el trabajo de parto. Es una buena solución si usted está agotada con el embarazo. Hable con su matrona.

Añado unas gotas de aceite!

➤ ¡Mala idea!

Entre los trucos de las abuelas que cuentan a las jóvenes y futuras mamás, quizás escuchará hablar del aceite de ricino. Si bien puede favorecer la maduración del cuello, también es un poderoso laxativo… Evítelo si no quiere tener un parto algo molesto.

El desencadenamiento del parto, ¿cómo es eso?

Si usted no ha parido a las 41 SA su médico pondrá en práctica una vigilancia intensa (cada dos días) esperando que el cuello llegue a su madurez. Si esta madurez no se realiza naturalmente, el médico podrá practicar una maduración artificial gracias a la famosa prostaglandina, aplicada como preparación vaginal local. Su parto será entonces desencadenado médicamente, gracias a una perfusión de oxitocina y separando las membranas. Esto será realizado por el ginecólogo o la matrona cuando el cuello del útero esté preparado. ¿Se siente usted inquieta? En general no se deja que una mujer vaya más allá de las 42 semanas de amenorrea. Pero antes de esta «fecha final» no se acelera forzosamente el parto a pesar de su deseo de parir. Tenga confianza en el equipo médico que la sigue desde el comienzo: saben perfectamente lo mejor que hay que hacer para usted y su bebé.

¡Socorro, tengo miedo de parir!

Cuanto más se acerca el parto, usted más miedo tiene. Tranquila: todas las futuras mamás han pasado por eso… y todas lo han conseguido, cada una a su manera. La solución para desdramatizar: conocer sus angustias.

¿Y si las cosas no fueran como está previsto?
¡Cálmese: está en buenas manos!
El parto, más medicalizado y más seguro que antes, provoca nuevos miedos entre algunas mamás. Fórceps, cesáreas… algunas mujeres temen que el nacimiento de su hijo se desarrolle en condiciones que no han deseado.

➡ **La solución:** Vaya asiduamente a las sesiones de preparación al parto y haga todas las preguntas a su médico en las consultas prenatales.
El día D, recuerde que estará en manos de un equipo de profesionales que sabe adaptarse y hará todo para que su parto sea lo mejor posible. ¡Tenga confianza!

¡Tengo miedo del dolor!
Manténgase en calma, lo conseguirá
Es cierto, el parto no es el momento más agradable de su embarazo. Pero hoy existen herramientas eficaces para atenuar el dolor.

➡ **La solución:** No se salte los cursos de preparación al parto que le darán las claves para una sensación de calma. Evite los cuentos de los partos de sus amigas. No serán reveladores para SU parto. El día D, usted mandará. Si siente dolor, le bastará con prevenir al equipo, que encontrará la solución adaptada a su ritmo de trabajo de parto.

No estaré a la altura
Tenga confianza: no estará sola
El miedo al parto esconde otro miedo mucho más profundo: ser madre por primera vez. Es legítimo: ¿quién no temería tal responsabilidad?

➡ **La solución:** Recuerde que no es la única. El padre, su familia, sus amigos, la ayudarán.
A veces tememos reproducir los errores de nuestros padres. ¿Su historia familiar le pesa? Podrá proseguir el trabajo emprendido con la matrona después del nacimiento, consultando si fuera necesario a un profesional de la escucha.

Desdramatizo los pequeños inconvenientes del parto

Un parto casi nunca sucede (vamos, nunca jamás) como en las películas americanas…
Usted empujará, quizás gritará y seguramente llorará cuando tenga al bebé entre sus manos, pero habrá muchos detalles, más o menos agradables, a los que tendrá que enfrentarse. Más vale conocerlos de antemano…

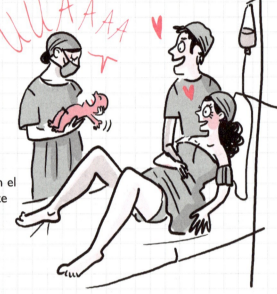

A de «Agitación»

Seguramente habrá un momento de agitación en el que usted se preguntará «¿Por qué no llega este (maldito) bebé?». Ármese de paciencia: el trabajo del parto dura alrededor de 8 horas para un primer hijo y 6 horas para los siguientes.

A de «Ayuno»

¿Pensaba que iba a poder hacer un pícnic si el bebé tardaba en llegar? ¡En absoluto! En algunas maternidades aconsejan estar en ayunas para el trabajo del parto para evitar los vómitos. Actualmente y cada vez más, se permite a las futuras madres consumir bebidas dulces y el padre debe estar bien equipado: un vaporizador de agua para refrescarla y una merienda para aportarle algo de comer cuando llegue el bebé.

A de «Alumbramiento»

Usted ha empujado, sudado… y finalmente el bebé ha nacido. Pero no todo ha terminado. Es el momento del alumbramiento: la expulsión de la placenta, de las membranas y del cordón. ¿Cómo sucede todo esto? Cuando aparecen los hombros del bebé, la matrona le inyectará un medicamento a base de oxitocina para favorecer la contracción del útero y le «masajeará» el vientre. Alrededor de 30 minutos después del nacimiento, vuelven las contracciones.

E de «Entuertos»

Si usted piensa que se han terminado las contracciones, desengáñese. Los entuertos aparecen 48 horas después del nacimiento, y permiten que el útero recupere progresivamente su tamaño normal. ¿Es usted madre por primera vez? Quizás ni siquiera los sienta. Por el contrario, si usted amamanta, los entuertos se intensificarán con las tomas. Pero por suerte, todo esto es temporal…

E de «Episiotomías»

La episiotomía no es obligatoria. Las cifras lo demuestran: aproximadamente el 80% de las jóvenes madres (y el 53% de las primerizas[3]) no la sufrirán. Si debe sufrir esta pequeña intervención, que consiste en seccionar una parte muscular del perineo, piense que es por su bien y por el bien del bebé. La expulsión será más rápida. ¿La episiotomía le inquieta? No olvide el masaje del perineo y también hablar de ello con su matrona antes del día D.

F de «Fórceps»

Fórceps, ventosas, espátulas: existen diferentes instrumentos destinados a ayudar a la mamá en el momento de la expulsión del bebé… Lejos de los instrumentos de tortura, permiten en cambio orientar o doblar la cabeza del bebé para permitirle salir más rápido, especialmente si su ritmo cardiaco se modifica. El problema es el riesgo mayor de episiotomía para usted y de marcas en la cabeza del bebé, que desaparecerán rápidamente. Así que no hay que asustarse…

H de «Heces»

¡Sí, en el momento de empujar es posible que usted haga sus necesidades en plena sala de partos! Pero el equipo médico está acostumbrado y lo ha visto muchas veces… No resulta humillante en ese contexto, sino que es perfectamente natural.

H de «Hoja de afeitar»

A veces un pequeño rasurado agradable se ofrece a las mujeres, especialmente en caso de episiotomía. Para evitar la hoja de afeitar piense en hacerse una buena depilación durante el 9° mes. Y no se angustie: ¡esta práctica no es sistemática!

---

3. Estudio de CIANE, basado en la observación de 6.300 partos entre 2010 y 2013.

S de «Subida de la leche»

La subida de leche no se realiza hasta tres o cuatro días después del parto. Es el tiempo que necesitan las hormonas de la prolactina y la oxitocina para actuar. Mientras tanto, si usted da el pecho, su bebé se nutrirá de calostro. Rico en anticuerpos que usted transmite, ese líquido amarillento y bastante espeso está perfectamente adaptado a las necesidades de su bebé. ¡La naturaleza sabe hacer muy bien las cosas!

R de «Revisión (uterina)»

A veces, el alumbramiento no se produce como estaba previsto. Su matrona podría verse obligada a practicar un acto artificial, introduciendo su mano en la cavidad uterina para despegar la placenta. Luego, volverá a introducir su mano de la misma manera para verificar que no quedan coágulos de sangre o pequeñas partículas de placenta. Esta manipulación se llama «revisión uterina». Tranquilícese: si le han hecho una epidural no sentirá absolutamente nada.

U de «Umbilical (cordón)»

¡El corte del cordón umbilical es uno de los momentos más emocionantes del parto! Pero quizás usted no sabe que ese gesto puede realizarse más o menos rápidamente después de la expulsión. Si algunos equipos médicos optan por un pinzamiento y un corte inmediato, otros prefieren esperar dos o tres minutos antes de invitar al padre a cortar el cordón. La explicación: esto permitiría al bebé beneficiarse de un aporte suplementario de hierro gracias a la sangre de la placenta.

V de «Vigilancia»

En cuanto haya comenzado el trabajo de parto, usted y su bebé quedarán bajo alta vigilancia gracias a un aparato monitor. Su misión es vigilar el ritmo cardiaco del bebé así como la duración y la intensidad de las contracciones. Es simplemente para asegurarse de que todo va bien.

V de «Vérnix caseoso»

Cuando lo coja en brazos verá que su hijo estará recubierto en parte del vérnix caseoso. Esta sustancia blanca, que se forma durante el tercer trimestre de embarazo, protege al bebé contra los elementos contenidos en el líquido amniótico. En algunas maternidades, un buen baño lo eliminará por completo; en otras maternidades prefieren no retirarlo de inmediato.

Adopto las astucias antidolor

Como un buen soldado, ha seguido al pie de la letra el entrenamiento de la preparación al parto. Resultado: todo está listo para el parto y para ver cómo desembarca ese ansiado bebé. Su plan de ataque para el día D: una buena estrategia antidolor, y sobre todo, aliados muy bien escogidos.

Pase revista a sus tropas
Su matrona le ha enseñado las técnicas de relajación, de respiración y de gestión del dolor diferentes según la preparación al parto que haya elegido. Para conservar sus enseñanzas, más vale asegurarse de que el día de la batalla el equipo esté formado a esos mismos gestos. Sería una pena haber trabajado con hipnosis durante varios meses y no encontrar a nadie que utilice esta técnica el día del parto...

Prepare sus pertrechos
Ciertamente, su equipaje pesa una tonelada pero es el problema del hombre (la tropa) que la acompañará a la maternidad. Añada un pequeño toque llevando su cojín para amamantar. Es la mejor arma de comodidad durante el trabajo de parto.

Avance al ritmo de una marcha triunfal
Todo lo que pueda relajarla es bueno. ¿Tiene una música preferida? Embarque su teléfono o su MP3 y minialtavoces para difundir en el aire la música que la tranquiliza. También pregunte si las salas de parto están equipadas con un sistema de sonido.

Prevea una fase de ataque acuático
Esta es otra pregunta que puede hacer en las consultas prenatales. ¿La maternidad tiene bañeras para el pretrabajo de parto? Estas pueden ser particularmente útiles para relajarse y descansar.

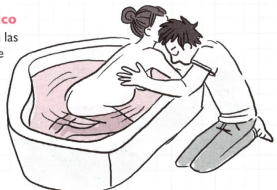

Haga piña con el estado mayor

La matrona que la acogerá está allí para guiarla hacia la victoria del nacimiento. Escúchela religiosamente y aplique (al menos, inténtelo) sus consignas… explicándole al mismo tiempo sus deseos: ella tiene una perspectiva experta y distanciada que será muy valiosa para usted. Piense que, para un parto normal, su experiencia es superior a la del médico, aunque si hay el más mínimo problema ella lo hará venir.

Utilice todas las armas que tiene a su disposición

Si la eperidural es la técnica antidolor por excelencia, las maternidades disponen de todo un arsenal de soluciones para calmar el dolor durante el trabajo. Homeopatía, acupuntura, también puede aliviarla si el equipo está formado en estas técnicas. Otro aliado importante es el MEOPA una mezcla de oxígeno y protóxido de azote más conocido como gas hilarante. Si no hay contraindicación para la mamá y el bebé puede ayudar a gestionar el dolor.

Venza a sus enemigas (las contracciones)

Si usted ha realizado una preparación al parto clásica, seguramente ha aprendido a «visualizar» las contracciones. Cuando llegue a la maternidad ha llegado el momento de usar y abusar. Su divisa: identificar la llegada de la contracción para relajarse muscularmente y calmar el dolor.

No olvide llamar a los refuerzos

Si no soporta el dolor, pida la intervención del anestesista y que le pongan la epidural. Cada mujer tiene un umbral de tolerancia y la epidural puede ponerse antes o después durante el trabajo. En cuanto sienta que no puede soportarlo, ¡llame a los refuerzos!

No se rinda

Contrariamente a las ideas preconcebidas, nunca es tarde para una anestesia epidural. Si el trabajo ya está bastante avanzado, algunos dudan en ponerla porque su utilidad será limitada. ¡No ceda a la presión! ¿No quiere usted la epidural demasiado pronto? Diga que no al anestesista demasiado insistente. ¿Ha cambiado de opinión? ¡Llame a la caballería cuando le convenga!

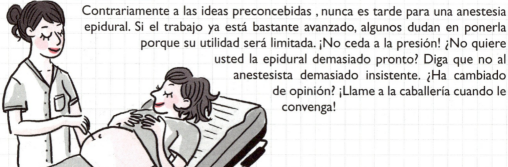
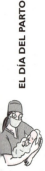

Guía de supervivencia del joven padre en la maternidad

En la maternidad, su única misión (y ya es bien complicada) es dar a luz a su bebé. En cuanto a todo lo demás, el papá deberá adaptarse a la jungla del hospital y a los primeros papeleos administrativos...

5 reglas que hay que dominar

1. En el momento de salir, quedarse mudo
Si bien el papá puede tener la tentación de llamar a todo el mundo para anunciar su salida hacia la maternidad, ¡más vale abstenerse! Para que usted pueda vivir plenamente con su pareja esta gran etapa del nacimiento, sin que haya parásitos en forma de llamadas telefónicas (por cierto agradables) de sus allegados que quieren saber si el bebé ya ha mostrado la punta de su nariz. Ya tendrá tiempo de contactarlos para anunciarles la feliz noticia un poco más tarde...

2. Después del parto, servirle de búnker
Entre el cansancio, los primeros cuidados al bebé, los consejos para amamantar y las noches (demasiado) cortas, su estadía en la maternidad será muy «intensa». Por eso no es el mejor momento para cansarse con visitas incesantes. Su compañero debe advertir a sus allegados, de manera hábil por supuesto, dando a entender que sería mejor que la visitaran a usted y a su cachorrito una vez que vuelvan a casa...

3. En el hospital, tendrá mucho trabajo de hormiguita (o casi)
Algunos trámites administrativos deben hacerse en los días que siguen al nacimiento. ¡Su compañero deberá coger al toro por los cuernos! Su objetivo: ocuparse de la declaración de nacimiento, notificar el nombre y el apellido de su hijo al oficial del estado civil y recuperar el libro de familia. Por suerte, para los padres perezosos muchos hospitales proponen realizar estos trámites allí mismo.

EL DÍA DEL PARTO

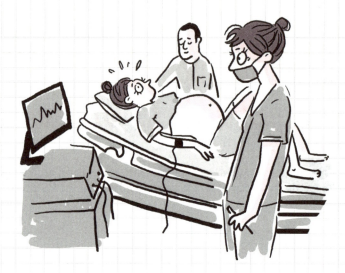

4. Para preparar la salida, fisgonee

A la salida de la maternidad el bebé tendrá una agenda muy cargada, especialmente para asegurar el seguimiento de salud. Durante su estadía en la maternidad, su compañero debe informarse pronto sobre las consultas de pediatría más cercanas a su hogar, los horarios de consulta y el camino para ir. También debe prever la primera cita con el médico, pediatra o generalista, que debe visitarlo 15 días después del nacimiento.

5. En casa, hacer de superpapá

Aun si podemos apostar a que el bebé se sentirá bien en su casa muy pronto, el retorno al hogar puede suponer para usted una verdadera tormenta emocional. Entre el cansancio, el nuevo equilibrio que hay que encontrar, e incluso un pequeño *baby-blues* (que en general se declara unos 3 a 10 días después del parto) le hará falta mucha ayuda. Es el momento en que el padre debe coger su baja de paternidad, relegarla cuanto pueda en las tareas cotidianas del hogar, «regular» las visitas y las llamadas telefónicas de sus parientes y amigos y alentarla en su nuevo papel de madre. En una palabra: debe hacer que los tres se sientan perfectamente felices.

> **¿Cómo aprovechar la baja de nacimiento?**
> Su compañero tiene derecho a una baja por nacimiento de 3 días cuando usted vuelva a casa —y no mientras usted está en la maternidad— y durante los 15 día posteriores al nacimiento. Lo único importante: no olvidarse de informar a su patrón con la partida de nacimiento de su bebé.

Capítulo 5

Comienza un nuevo juego de tres protagonistas...

Como todos los padres jóvenes, vosotros viviréis grandes felicidades, pero también pequeños problemas cotidianos con el bebé. Y como todos los jóvenes padres a veces necesitaréis saltaros un turno... Pero recuerde que tiene todas las posibilidades para superar estos pequeños inconvenientes pasajeros. ¿Qué haría usted con estas situaciones delicadas? ¡Márquelas!

El bebé llora y no entiendo la razón

- [ ] Dejo correr y lo dejo llorar.
- [ ] Relanzo mi energía y voy a calmarlo.

➡️ Durante los primeros meses, el bebé no tiene otra forma de expresarse que llorar. Hambre, angustia, cólicos... Sus gritos siempre dicen que la necesita. ¿Se siente perdida? Calma, los llantos del bebé se diferencian pronto. Mientras tanto, sea paciente y esté siempre presente.

¡No consigo darle el pecho!

- [ ] Abandono el juego e inauguro los biberones.
- [ ] ¡Saco el comodín!

➡️ Cuando se amamanta, no son raras algunas complicaciones (mastitis, grietas...). ¡Si es así, no se rinda! Hay profesionales del amamantamiento (matronas, consultoras en amamantamiento, etc.) que pueden ayudarla.

¡Estoy agotada!

- [ ] ¡Me acuesto... y acudo a mis parientes!
- [ ] Apuesto a que aún me quedan (un poco) energías para gestionar todo.

➡️ Entre las noches cortas y el nuevo equilibrio que hay que encontrar, las primeras semanas serán muy fatigantes: aproveche el tiempo de sueño del bebé para disfrutar de una siesta y delegue al máximo todas las tareas anexas.

¡Mi cuerpo hace cosas raras!

☐ Apuesto a que pronto todo pasará.
☐ Juego… pero con el número de mi médico a mano.

➡ El cuerpo ha sufrido muchos cambios durante el nacimiento. Seguramente sufrirá los entuertos, coágulos y otras molestias durante un mes o dos. Su solución: no descuide la consulta postnatal (dos meses después del parto) y llame a su médico en caso de infección o de hemorragias abundantes. Pero, sobre todo, manténgase en calma… todo volverá al orden muy rápidamente.

Me siento (muy) deprimida

☐ Lo anuncio y me hago ayudar.
☐ Dejo pasar cualquier discusión y espero a que pase…

➡ ¿Tiene la moral por el suelo? ¡Haga balance! Si esa depre aparece los días siguientes al nacimiento, seguramente está pasando por un *baby-blues*, que se curará solo en pocos días. Si comienza a sentirse incapaz de cuidar de su bebé de 6 a 9 semanas después del parto, cita en el médico para descartar cualquier riesgo de depresión postparto.

¡Me siento fea!

☐ Ya cambiarán las cosas.
☐ Juego a nada o doble y me dedico inmediatamente a perder los kilos de embarazo.

➡ ¡Para adelgazar, tómese su tiempo! Todos los regímenes estrictos después del embarazo están desaconsejados y la recuperación de una actividad física también tiene que respetar un calendario preciso:
– la caminata activa o la natación después que acaben los sangrados,
– el refuerzo muscular después de la reeducación del perineo,
– los esfuerzos intensos cuatro meses después del parto.

Con el papá, no pasa nada…

☐ Cambio de inmediato de pareja.
☐ Dejo de hacer trampas y… ¡hablo!

➡ ¿Siente que su pareja está distante? Hable con él y comience por proponerle algunos momentos privilegiados solo con el bebé (baño, biberón de la noche, paseo…).
En cualquier caso, las primeras semanas serán, tanto para él como para usted, una pequeña revolución. De una relación exclusiva en pareja (usted y el papá, usted y el bebé en el útero) se pasa ahora a un círculo familiar. Tendrá que adaptarse, pero la esperan grandes y pequeñas felicidades. Son las etapas de la vida que consolidarán, cada día, los lazos que usted habrá tejido antes. Deje tiempo al tiempo…
Y si necesita respuesta a algunas preguntas o un pequeño empujoncillo, no dude en procurarse el cuaderno *Mi bebé y yo*, que le dirá todo sobre ese primer año.

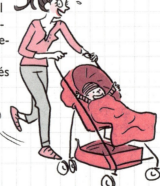

El examen de mi embarazo: una odisea maravillosa

¡Vaya viaje! Durante 9 meses, usted ha capitaneado su barca con mucho coraje. Entre las náuseas, los momentos de duda de la tripulación (ser padres, «no lo conseguiremos jamás») y las hambrunas (de aperitivos) a veces navegó en aguas turbulentas… Pero jamás perdió el rumbo que se había fijado: llevar a su pequeño grumete a buen puerto. Para conseguirlo, usted ha debido superar todos los problemas administrativos, hundirse a fondo en la preparación al parto y dejar de lado todo lo que podía molestarla en esta bella aventura, desde las fuentes del estrés hasta las relaciones que la agobiaban.

¡Y, finalmente, todas estas semanas de espera se convierten en realidad! Después de haber pasado nueve meses como un pescado en el agua, su bebé por fin ha llegado… ¡Fresco como un pescadito! ¡Bravo, en algunos meses usted ha ganado galones y merece bien su título de madre! Si este pequeño cuaderno de viaje la ha acompañado a lo largo de ese periplo, no dude en guardarlo con esmero en sus archivos. Quizás algún día su pequeño grumete irá también hacia los hermosos horizontes de la paternidad … y entonces será un hermoso tesoro para compartir…

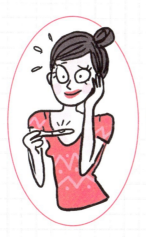
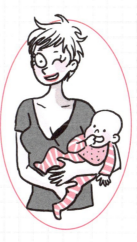

COMIENZA UN NUEVO JUEGO DE TRES PROTAGONISTAS…

Bibliografía

Ma grossesse mois par mois, éditions Solar.
Le Grand Livre de ma grossesse, Collège national des Gynécologues et Obstétriciens, éditions Eyrolles.
J'attends un enfant, Laurence Pernoud, éditions Horay.
Attendre un enfant, Pr René Frydman et Christine Schilte, éditions Hachette.
Le Yoga pour femme enceinte, Rosalind Widdowson, éditions Marabout.
Préparation sophrologique à la naissance en 8 leçons, Élisabeth Raoul, InterÉditions.
Guide des Prénoms 2015, Julie Milbin, éditions Solar.

Agradecimientos

Deseo agradecer:

Al doctor Gilles Dauptain y Sophie Guillaume, matrona, por su ayuda, sus consejos, su tiempo y su amabilidad, tan preciosos como indispensables para llevar a cabo este proyecto.

A Julien por su apoyo incesante, sus palabras de aliento siempre perfectas, su amor, sus proyectos…

A mi madre y a mis hermanas mágicas, Claire, Elodie y Caroline —la más maravillosa de las sobrinitas—, Tatou y a mi padre por sus gruñidos de aliento.

A mis amigas madres (y futuras madres) que han sido generosas con sus testimonios: Julie, Élyanne, Camille, Katrin, Claire, Aurélie, Anne-Laure y Romina.

A mis amigas, madres o no, que contribuyeron a la obra gracias a los cafés, los aperitivos o por medio de mensajes: Charlotte, Cécile, Caro, Claire, Myriem, Iman Natacha, Arianne (y Arthur), Amaya, Gallianne…

A mis compañeras de pausa preferidas: Laure, Sandy y Mylène.

A Juliette por su paciencia y sus comentarios pertinentes.

¡A los delfines, porque me encantan y se lo merecen!

Título original
Ma grossesse et moi

© Éditions Solar, 2015, París

Primera edición: febrero de 2017

Quedan rigurosamente prohibidas, sin la autorización
escrita de los titulares del *copyright*, bajo las sanciones establecidas por las leyes, la reproducción total
o parcial de esta obra por cualquier medio o procedimiento, comprendidos la reprografía y el tratamiento
informático, y la distribución de ejemplares de ella mediante alquiler o préstamo públicos.

© de esta edición: Ediciones Urano, S.A.U.
Aribau, 142, pral. – 08036 Barcelona

www.terapiasverdes.com

© de la traducción: Tabita Peralta

Fotocomposición: Ediciones Urano, S.A.U.

Impresión: LIBERDÚPLEX, S.L.
Ctra. BV 2249 Km 7,4 – Polígono Industrial Torrentfondo – 08791 Sant Llorenç d'Hortons (Barcelona)

Depósito legal: B-955-2017

ISBN: 978-84-16972-01-2

3 1270 00818 6514